图解圆运动古中医临床应用丛书

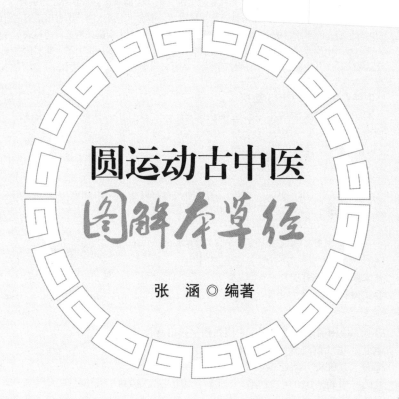

圆运动古中医
图解本草经

张 涵 ◎ 编著

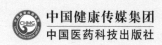

中国健康传媒集团

中国医药科技出版社

内 容 提 要

《神农本草经》上、中、下三品，以其时节、象形、气味，有毒无毒，审其利害，明其所宜，知其禁忌，补偏救弊。上品百二十种，为君，主养命以应天；中品百二十种为臣，主养性以应人，无毒有毒斟酌其宜，遏病补羸；下品百二十五种，为佐为使，主治病以应地，除寒热邪气，破积聚，多毒，不可久服。本书以图解之法化繁为简，释本草治病之原理，旨在于普及中医，使人人知医，通过对《神农本草经》常用中药的图解，快速了解中药治病的原理，快速灵活运用中药，明明白白治愈疾病。本书适合广大中医药院校师生、临床大夫及中医爱好者参考阅读。

图书在版编目（CIP）数据

圆运动古中医图解本草经 / 张涵编著. —北京：中国医药科技出版社，2022.11

（图解圆运动古中医临床应用丛书）

ISBN 978-7-5214-3111-7

Ⅰ. ①圆… Ⅱ. ①张… Ⅲ. ①《神农本草经》-图解 Ⅳ. ① R281.2-64

中国版本图书馆 CIP 数据核字（2022）第 048265 号

美术编辑 陈君杞
版式设计 南博文化

出版　**中国健康传媒集团** | 中国医药科技出版社
地址　北京市海淀区文慧园北路甲 22 号
邮编　100082
电话　发行：010-62227427　邮购：010-62236938
网址　www.cmstp.com
规格　880 × 1230mm $\frac{1}{32}$
印张　10 $\frac{3}{8}$
字数　251 千字
版次　2022 年 11 月第 1 版
印次　2022 年 11 月第 1 次印刷
印刷　三河市万龙印装有限公司
经销　全国各地新华书店
书号　ISBN 978-7-5214-3111-7
定价　**68.00 元**

获取新书信息、投稿、为图书纠错，请扫码联系我们。

古圣神农氏爰稼穑植五谷以养百姓，巡五岳四渎遍尝百草，历试五药而救万民疾苦，《神农本草经》传万世而滋彰。

黄帝兴四方之问，岐伯举四治之能，临病之工，以药为最，理法方药合药成剂，以拯夭殇之命。药之三百六十五味，加之历代贤哲之补充，已不可胜数，唯有探究药性，方能驾驭三品而建功。

遥想古皇神农氏初亲尝百草，体察药物入腹之感应，日遇七十毒，险至丧命，至用赭鞭钩拨，观色嗅味，即明百草平毒寒温之性。从古至今，年移代更，我辈习医，亦当躬行。故尔效法前贤，耕种掘采，修治炮炙，亲尝药性，或有大毒之品，经历数次眩瞑，为探窥中药治病之秘，可谓艰辛。而惑尚未明，幸遇恩师讳李可先生，启余蒙昧，示以彭子益先贤圆运动医学之理，明"一本万殊"之要领，以至明之理再逐味验证，则混然无序之本草如串珠玑之妙，粒粒分明，乃不历艰险而达正解之捷径。

心印药圣可期，赭鞭之拨可证！概而言之，"知其要者一言而终，不知其要流散无穷"。推而言之，天道回旋，如环无端，五运相袭，万物育焉。春夏秋冬，生长收藏，神机气立则动植化生，羽毛鳞介，倮虫居中，本属一气，聚则成形。天人相应，感而遂通，天之四气合地之五味，是谓药性。制约生化，和之使中，使人之气与天道同，即可疗病。

上品百二十种，为君，主养命以应天；中品百二十种为臣，主养性以应人，无毒有毒斟酌其宜，遏病补羸；下品百二十五种，为佐为使，主治病以应地，除寒热邪气，破积聚，多毒，不可久服。

《神农本草经》上中下三品，以其时节、象形、气味，有毒无毒，审其利害，明其所宜，知其禁忌，补偏救弊。

余从先师受业，与众师兄一起承传中医，不遗余力；创办六度古中医学塾，用圆运动古中医理论解《神农本草经》，并在临床实践中证明圆运动理论是贯穿中医理法方药之核心理论，是入门中医殿堂之钥匙。彭子益先生用药化腐朽为神奇之心法，有径可循。作为李可中医药学术流派传承弟子之一，不敢妄自菲薄，自当尽力，为本学术流派思想之弘扬做出努力。

本书以图解之法化繁为简，释本草治病之原理，旨在于普及中医，使人人知医，通过对《神农本草经》常用中药的图解，快速了解中药治病的原理，快速灵活运用中药，明明白白治愈疾病。愿读者能体解大道，人人知医，为中医复兴做出贡献。

此次尝试工作经过数年的努力，及学塾众学子的携手整理，由于智虑尚浅，对《神农本草经》理解不够深刻，纰漏难免，诚惶诚恐！唯愿高明指正，感谢！

另外，本书中药物所用剂量均为笔者在师传用药心法的指导之下所定，请读者临证使用时切勿生搬硬套，需根据病情灵活运用！

2022年7月

张涵于河南濮阳六度古中医学塾

目录

目 录 5

《神农本草经》引导

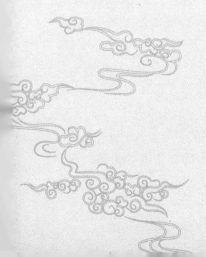

一、神农氏的传说

神农氏，上古三皇之一的古老家族，不是指一个人。古神农氏，牛首人身，以火德而有天下号炎帝，也称赤帝；在位120年，历传七世。神农家族发明了种植五谷；后代的神农氏著《神农本草经》（以下简称《本草经》），传说头上有角，腹部透明。神农幼时师从太乙游学，巡五岳四渎遍尝百草，日遇七十毒，发明了以五药疗病的医学。五药就是：草、木、虫、石、谷。我们现在学的《本草经》有草木、玉石、虫兽之品。（参见《淮南子》《礼记》）

因为黄帝时才制礼乐文字，之前不立文字，上古没有文字记载，所以上古是一个传说的时代，凡圣同居的年代。三皇是天皇伏羲、人皇女娲、地皇神农；另一种传说三皇是伏羲、黄帝、神农。他们是一个个独立的部落，他们的部落中都有自己的医疗方法：古时的黄帝有十巫治病，后代的黄帝著《黄帝内经》。

二、《神农本草经》的传承和学习方法

《本草经》从古传今，年移代更，不立文字之前，当是心心相印，识识相因，口耳相传。轩辕氏始制文字，最初有本草记载的《礼记》《汉书·艺文志》中有《神农黄帝食药》七卷，《搜神记》《经籍志》中载《神农本草经》三卷，另有陶弘景《本草经集注》等。后世之贤达增减损益者较多。后世的中草药典籍也非常多，《本草纲目》中收录一千八百九十二味；《中药大辞典》收录之药六千多味。这么多的中药怎么学呢？

首先，一定要掌握学习方法。学习的方法追本溯源，一定

要了解古人是怎么认识药的？要以古人认知的方法来学习中药。

《本草经》条文短，学的药多了之后，容易混淆，我们学熟要求读1000遍。

先读20遍，再开始讲解；用我们的眼、耳、鼻、舌、身、意去感受认知草、木、虫、石、谷类中药，比如草木植物类中药、中药饮片，一味一味地辨认，看药用部位是根、茎、叶，还是花、果？观颜色，闻气味，结合视频、图片展示，看生态下的中药植物生长环境、形状等。

然后，自己亲自品尝，自己体会药性的温凉寒热平、药味的酸苦辛咸甘。

最后，去野外采药，辨识中药，使印象深刻，加深理解中药。

学神农尝本草，回到古人对中药的认识方法，以气味与人体经络、脏腑、象数相应的思维方法理解中药，通过观察、体会、思考，验证中药治病的原理。

"多闻博识不足以为师也""温故而知新可以为师矣"。学中医、中药不是死记硬背，需要的是正确的思维方法、理念，思维的角度、深度、广度和亲自验证的求实精神。

三、中药的四气五味

我们知道药食同源，合理的饮食会使人健康，那么饮食的营养是什么？轻病用食疗，原理是什么？中药治病是什么成分在起作用？

古人没有化验食物和中药中的成分，是怎么知道哪种药治哪种病的？

这一切的原理要追本溯源，用中国古人的思维方法，了解五谷的营养是什么？药食同源，就知道五药治病原理也是同样的。

古人认为这个营养成分就是四气五味。

天饲人以五气，地饲人以五味——气味，即天气地味。

天之气是温热寒凉（加上平气就是五气）；四时春夏秋冬循环往复，天气也随着四季温热凉寒变化。

那么气是不是营养呢？气，无色无味，但是我们无时无刻不在呼吸天之气，时时刻刻从大气中吸收氧气，这是不是营养？人可以暂时不吃饭、不喝水，但却一刻也不能不呼吸。说明天气的营养，是最重要的营养。

"上古有真人者，提挈天地，把握阴阳，呼吸精气，独立守神，肌肉若一，可以寿敝天地，无有终时"。真人就是只服食天气。神农氏所师从的太乙、赤松子，黄帝（从广成子游，成而登天）师从的广成子，都是真人。现在有许多人辟谷，也是服食天气。

天之气无时无刻不在变化，我们身体的触觉能够感知温热凉寒。

温热寒凉的四季之气不能跨时空储存，春天不能呼吸到冬天或者夏天秋天的气。

但是不同季节的五谷及植物的种子、根、茎、叶、花、果能够储存不同时空的天之气。

地饲人以五味，五味就是酸苦辛咸甘。

味是从大地出来的，大地给我们的营养叫地味，地味隐藏在地下，地球上所有生命——动物、植物都必须依赖的营养。味也是看不见、抓不住的，但我们可以通过鼻舌的味觉来感知五味。

五味不能直接吃到，但是草木植物能用根吸收地之五味，叶子吸收天气阳光，植物的根、茎、叶、花、果、种子里面含有地之味和天之气，五谷果蔬包含了五味四气。我们以"五谷为养，五果为助"，所以"天饲人以五气，地饲人以五味"。

五谷、五药其实就是五气五味的载体，因为植物生长在不同的地理位置、不同的节气，能把生长的那个时空的地味和天气存储在根、茎、叶、花、果、种子里。五谷五药储存不同的天气地味，可以司岁备物。

我们吃的食物和药有很多种味道。"五味不可胜尝"，五味调和在一起，可以合成无数种味道。

人吃五谷果蔬，消化吸收里面含藏的地味和天气，这就是营养。草、木、虫、石、谷五药，起作用的是其含藏的五气五味，具体载体并不重要。

神农时开始教人播种五谷：稻、黍、稷、麦、菽（豆类总称）。

四、五谷的四气五味

麦：是酸的，吃的时候没有明显的酸。蒸的时候味道很好闻，古人说的味，不能用现在过极的五味来衡量；有一年收麦时下大雨，小麦发芽了，做出来的馒头都是酸的。过极的五味令人口爽，但感觉会变得迟钝。

大麦芽、小麦芽都是酸的，如果五味过极，伤在五味，会使我们尝不出味道。

稷：古代的一种粮食作物，指粟或黍属。古代以稷为百谷之长。

黍：是一年生草本植物，果实去壳后称黄米、黄黏米，黄米形态与小米相似，比小米略大，颜色偏淡，辨认时容易混淆。

味甘，性温，主治气虚乏力、脾胃虚弱、补中益气，从这一点来看，它的主要属性是补益，其他药理作用较弱，因此属于本草中食品的范畴。

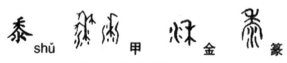

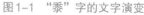

图1-1 "黍"字的文字演变

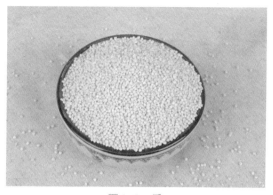

图1-2 黍

粟：是北方种植的一年生草本植物，果实就是"小米"。它的植物形态与狗尾草极为相似，果实形态与黄黏米相似，比黄黏米略小，颜色偏金黄。粟的种植有七八千年历史，在黄河流域广泛种植。

"养肾气，去脾胃中热，益气。"主要功效为补益脾、胃、肾，因此也属食品范畴。

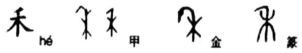

图1-3 "禾"字的文字演变

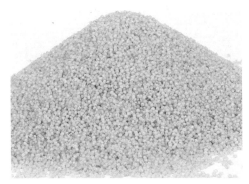

图1-4　小米

稻：全国大部分地区都有种植，是最古老的粮食之一，其味辛。辛味于今之常识有所不同：稻米之辛，属于辛凉，比如金属有辛味，金石有辛味，属于辛凉。另一种是辛热、辛辣之味，属于发散之气。当区别开来（因为五谷果蔬菜载有不同的天气地味）。

豆：菽，有黑豆、黄豆、绿豆、红小豆、白饭豆、豌豆、扁豆，等等。味咸。

表1-1　五谷与五行和五味对应表

五行	味	五谷
木	酸	麦
火	苦	黍
土	甘	稷
金	辛	稻
水	咸	豆

五谷因为不同的天气地味而滋养不同的脏腑。

麦性温，味酸，补益肝；黍（粟）性温热，味苦，补益心；

稷（谷）性平，味甘，补益脾；稻性凉，味辛，补益肺；豆性寒，味咸，补益肾。

"阴之所生，本在五味，阴之五宫，伤在五味""譬如水能载舟亦能覆舟"，五味能养人的精气，五味过极也能伤害人的五脏，所以要谨和五味。气味偏胜或者不足就产生疾病。

附：

据经典记载：地球上有一种很美味的东西，叫地味，也叫地肥，味道是看不见的。

所有人都对人类起源感兴趣，有各种假说：如女娲造人、猴子类人猿的进化论，亚当夏娃伊甸园等也是假说、传说。我们祖先的传说中是来自更高的生命，从外星光音天来。高级的生命从光音天来到地球，光音天生命就是光和声音，没有身体，喜欢这种地味，享受了地味，生命的光明就一天天下降。

太多光音天的生命过来过多地享受地味，地味就隐藏起来，藏到地下。地上长出林藤，如云、雾、烟（地味是无形无实体），包含了地味。生命改吃林藤，生命的层次又下降了，身体的光明没有了，身体变得如云、雾、烟，可以变换各种形状。

后来，林藤也没有了，地上长出来自然香稻，有形状的食品，五谷之一最早的稻米。生命改吃自然香稻，生命层次又降低了，身体就开始有形了，身体固化下来，有了五种形：毛虫、羽虫、介虫、鳞虫、倮虫。

毛虫：木，酸，温；麒麟，牛，马，羊，犬，猫等有毛的动物。

羽虫：火，苦，热；凤凰，有翅膀会飞的鸟类，小的有蚊子、苍蝇等。

介虫：金，辛，凉；龟，螃蟹，贝壳等。

鳞虫：水，咸，寒；龙，鱼。

倮虫：土，甘，平；人。

五种虫喜欢生活在不同温度的环境里面，比如羽虫，冬天就没有了，蛰藏起来了，惊蛰，就是把它们叫醒。

人又有其他物种的特性。

伏羲：人首蛇身。

女娲：人首蛇身。

神农：牛首人身。

写《神农本草经》的神农不是第一代神农，是很多代之后的了。

《搜神记》《山海经》中均有神农氏的记载；古籍记载神农是牛首人身，身体是透明的，可以看到身体里面的脏腑、经络。

自然香稻是有形的，吃了有形的食物，有杂质，长出了身体。有了身体，就不能再变化了。先有饮食，再有男女。

后来自然香稻，也因为人的贪吃而消失了。

神农氏为了养万民，而爱稼穑，播植五谷。

所有的食物，除了五味之外，就是天气。地味与天气糅和在一起。

五谷生物生长的季节不一样，把那个季节天气的记忆带到种子里面，与地味一起储存在种子里面。

五虫越来越退化、智慧下降的快慢不同，生命的层次拉开了距离，丛林法则就发挥作用了，弱肉强食，相互啖食。

其实大家是同一个祖先，远房表亲，所以我们要拒绝杀戮，爱护动物。

古人来自更高层次的天，凡圣同居时，这些真人圣人对天体运行规律了如指掌。留下了河图洛书记载了宇宙的规律。

五、五药——草、木、虫、石、谷

我们知道了食物的营养是怎么回事，就是天气和地味——四气五味。

那么五药的四气五味，与食物有什么不同呢？

药的四气五味，更偏颇而已。

草木、五谷生长在不同的季节，以及不同的地区，所禀受的四气五味也不相同。

那么石头、矿物也能入药？

我们知道五方地理不同，高下有异，土石的性质也不同，北方的土壤是黑色的，地下常年寒冰不化；中原的土壤是黄色的，四季分明。南方的土壤是红色的，常年温度偏高。那么土石中所蕴含的天气地味也不相同。土石、矿石成形于亿万年前，所含气味非草木所能及。矿石多质地坚硬，得地味多、得天气少，取其重坠、镇固，也可以入药治病。

药的五味来源于地，药的四气来源于天；四气是温热凉寒；加上平气为五气。

温性的药，就像早上的太阳，使气升，有春天的象。

热性的药，就像中午的太阳，使气浮，有夏天的象。

凉性的药，就像下午的太阳，使气降，有秋天的象。

寒性的药，就像太阳落山之后，使气沉，有冬天的象。

药性属阳，来自于天之气，温热凉寒也有不同的梯度。

药中蕴含的五味，属阴，来自于地之味。酸苦辛咸甘，作用于不同的脏腑。

不同的气味作用于升浮降沉的圆运动上不同的点，对脏腑起不同的作用。

虫类有毛虫兽类、鳞虫鱼类、介虫贝壳类、羽虫飞虫鸟类。五畜等也作为药物、食物。

动物吃植物的叶、花、茎、果，吸收了植物的四气五味，动物的体内承载了四气五味，所以吃肉也能得到营养。食用五畜肉的优点是：血肉有情，更易化生精血。食肉的缺点之一是：不易消化，容易伤腻脾胃，造成脾胃的吸收能力下降；食肉的缺点之二是：动物有其自己的习气——鱼腥、羊膻等有伤天命的浊气——臊臭腥腐，人吃了之后，排不出去就是病气。天命有伤则智慧下降，生命层次下降。

孙思邈先生在其《大医精诚》中劝戒："自古名贤治病，多用生命以济危急，虽曰贱畜贵人，至于爱命，人畜一也。损彼益己，物情同患，况于人乎？夫杀生求生，去生更远，吾今此方所以不用生命为药者，良由此也。"

六、中药的毒性

"毒药者亦从西方来"，气味偏颇过极就是毒。五味过极，寒热过度就是毒。"人之五脏伤在五味"，比如辛热偏颇得太厉害了，能使人的气有升无降，也叫毒。运用得当，以偏救偏，调节阴阳气血的偏颇，用来疗病。

还有一种毒就是如砒霜、氰化物等化学实验证明能使人体中毒之化学元素。比如乌头碱，有毒，可引起心律失常或心力衰竭。古代战争时用生乌头毒制成毒箭等。这种毒，治病时用量很小，需要特别谨慎。比如我们知道附子有毒，但是在治病时，可用配伍或者久煎来破坏乌头碱，去除其毒性。

七、大自然和谐的整体规律——天道

我们生活在大自然的环境中，天气和地味交合化育万物。人和大自然和谐相处，息息相关。

大自然运行的规律，就是天道——天体运行的道路、规律。

一日之中，太阳东升西降、升浮降沉，决定了一天中大气温度温热凉寒之变化，感受到大气也随之升浮降沉的变化；每五日整体气温的变化，使物候产生明显改变，特别是春天我们感受到植物发芽的变化特别明显。五日为一候，时时在变、候候在变。三日为一气，二气为一节，三节为一季，四季为一年。古人发现了地球一年一圈的圆运动，又发现其他星球也有圆运动周期的规律，木星、火星、金星、水星、土星也做圆周运动，太阳也做圆周运动。太阳带着行星在宇宙中做圆周运动。古人通过对大自然的观察，总结出来大自然的规律——天文历法。

人和动物、植物，都随着大气的升浮降沉变化而生长化收藏。春夏秋冬一年复一年的循环往复，如环无端。这就是我们这个世界的规律——圆运动的规律——一气回环的大气的运旋规律。

这个规律，其大无垠，太阳系、银河系等星系星团，凡所有见，都是这个规律。其小无内，原子里的电子也是圆运动。规律是一样的。

八、生命的原理——中医的生理

我们生活在这个一气回旋的圆运动的世界中，生活在圆运动规律的大气的漩涡中，离开这个漩涡一切都没有了。每个人就是一个小漩涡，人的这个小漩涡就是中气。人是先有中气，然后才有物质的身体，气聚则成形——无中生有。

人是先有的中气。父精母血，阴阳和合，阳升阴降，阴阳相抱，成为一个漩涡，有了向心力和离心力，把能量吸引进来，能量越来越大，就有了血肉，有了脏腑，脏腑会形成各自的小漩涡。先是无形的，聚则成形，形成肉质的脏腑。每个脏腑中所含藏的气旋就是神。

人是从中气来的，中气散了，人的生命就终结。

人身全部是一个个不同层次的圆旋；脏腑、细胞都含有不同层次的气旋。

人身的中气来源于天地的圆运动；人体自身的圆运动必须遵循天道运行的圆运动规律，就是"顺天者昌"，违反天道运行规律，就是"逆天者亡"。

日复一日的圆运动，植物一年生长化收藏，之后重新开始另一个圆运动，循环往复。

寒来暑往，年复一年，是循环往复的圆运动；人的一生，生长壮老已，也是一个周期，也是循环往复的圆运动。

九、生病的原理——病理

人的个体中气的运动规律，要与大自然同步，不同步就是病，重则死亡。《黄帝内经》言"令合天道，必有终始，上应天光星辰历纪，下副四时五行""一候后则病，二候后则病甚，三候后则病危"。

人体中的气随着大自然的气升浮降沉，比如太阳升起时，中气亦升发，太阳升至最高点，浮在上，人气亦浮在上，如都运行在时钟12点的位置上，如果不同步，就有超前或滞后，即是太过和不及，如果超前滞后的时间超过一候五日则病。再比如，我们乘坐在地球的这辆大车上，我们在时间的前后误差范围不能超出允许值，不然就会从车上掉下来，"一候后则病，二候后则病甚，三候后则病危"。

生病是什么？是中气的圆运动不圆了。人活一口气，气病则人病。

比如升的太过了、太高了，成为扁的了，这就是太过的病。

如果升到不够高，圆运动不圆了，就是不及的病。

气在运行过程中受到阻滞，不能按正常的规律运行就是病。

病因不外三种：外感六淫——风、寒、暑、湿、燥、火；内因七情——喜、怒、忧、思、悲、恐、惊；不内外因——饮食、起居、房室。

这些病因都能影响人的中气，中气运行偏离正常的运行状态，就生病了，具体到病就推之可百了。

《黄帝内经》《伤寒杂病论》中论述精详，要认真研读学习。

十、中医中药治病的原理

把不圆的圆运动变圆了，病就治好了，即把升发太过的降下来，浮的过分的沉下来，沉的过分的升起来。

分析圆运动不圆的原因，是太过还是不及？是怎样形成的？是怎样发展的？就是病机。还要分析，是什么原因造成的？这就是病因。明辨病因病机，则执万病之牛耳，病无遁形。然后选择相应的治法。

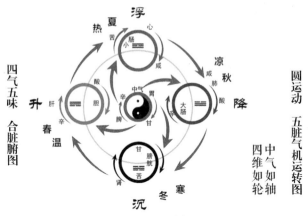

图1-5　圆运动五脏气机运旋图

使人致病的原因，不外乎二：其一，邪气入侵；其二，人身气血倾移使自身的圆运动偏颇。

病因于外邪入侵的，用中药祛邪。"实者泻之"，邪去正自安，使人体的圆运动复圆。祛邪攻邪的药大多数在《神农本草经》下品。

病因于内因气血倾移者，"虚者补之"。用四气五味纠正偏颇，使之圆运动复圆。补虚救偏的药大多数在《神农本草经》上品、中品。

1.中药四气治病的原理

升的药是温性的；浮的药是热性的；降的药是凉性的；沉的药是寒性的。用药的升浮降沉，以偏纠偏，把人偏离的圆运动维持成一个圆融的运动，就叫至中、至和、至正、至圆，治病就是让它达到归于和、平、中、正的目的。这也是中医的"中"的来源和内涵。

举例：比如开车，偏离了，用方向盘纠正，让它走中道，类比用中药让人体圆运动至中和。

这就是中药以升浮降沉治病的原理。

2.药之五味治病的原理

酸、苦、甘、辛、咸五味对应于肝、心、脾、肺、肾，用五味可以调节五脏的体用虚实。

用五味来补泻脏腑的有余不足，是中药之五味治病的原理。

十一、象数思维——学习中医中药的方法

上文简述了中医治病的理念和方法。

学习本草经，需要知道每一味药的药性（四气五味），用来纠正患者不圆的圆运动。

再参考当时的节气，就是地球在宇宙时空中的时相位置（比如春天要保养生发之气，太过或不足都是病，要考虑五运六气），考虑患者所处的地理位置、饮食习惯、情志。

中医考虑了上述种种因素，"混束为一"而辨证施治。所谓"不谋全局者，不足以谋一域"，《黄帝内经》让我们"上知天文，下知地理，中知人事"。

中医的理论是天道运行规律这个亘古不变的标准，是最究竟的理论。根据这个理论去治病，是有的放矢，不是漫无目的的实验。

我们怎样才能学会中医的思维方法呢？

要学会古人的思维方法，才能快速入门中医。"大道至简""百姓日用而不知"。窍诀就是"象""数"。《素问·五运行大论》曰："夫阴阳者，数之可十，推之可百，数之可千，推之可万，天地阴阳者，不以数推，以象之谓也。"

我们知道黄帝时代始制文字，古文字象形、形声、会意、指事、假借、转注。我们在学习使用中药时，也有触类旁通之借鉴。

本草产地，生长环境，五方水土不同，物产亦异；生陆地、池泽、山谷、道旁，地理关乎地味。

生长时节，关乎天气之温、热、凉、寒之药性。

本草之色，有青、赤、黄、白、黑之异。

药物之臭有臊、焦、香、腥、腐之别。

药物之形有方、圆、长、短之异，药物之质有坚、粗、脆、柔之不同。

药物之部位有根、茎、叶、花、果之不同。

物类尚有其特质。

种种不同，细加分辨。审明药性，以五运六气之理而用之，则用之有本，神变无方。我们若学会古人的思维方法，则神农观天察地穷理尽性之学，庶几近之。

比如肝之象：《素问·阴阳应象大论》曰："东方生风，风生木，木生酸，酸生肝，肝生筋，筋生心，肝主目。"

对应的象有东方、风、木、酸、筋、目。

其位东方：太阳升起的地方，气开始升发。

其时春：万物开始生发。

其气温：春天对应的是天气温和——"温"；流水不冰，扑面不寒杨柳风——"风"。

东方生风：春风荡漾，蛰虫来见，虫类开始繁殖，风和昆虫能使植物授粉。

其色青：春天的树木发芽、生长，通畅条达，这种象就是"木"，草木春天返青——木色青。

对应于肝木的味是酸和辛：辛温的气味可以帮助升发疏泄；

酸温的气味可以平疏泄，制约升发太过。

生发不足，就用辛温的药物或者食物以帮助升发，比如葱、桂枝。升发太过，就用酸的食物或者药物以收之，比如乌梅。

心火，夏天，对应的味是咸、苦。

肺金，秋天，对应的味是辛、咸和酸。

肾水，冬天，对应的味是甘、苦。

脾土，长夏，对应的味是辛、甘。

每一味药的四气五味，都有自己的特点，观察它在圆运动中的作用，运用在哪一点；然后根据患者的圆运动特征来使用相应的药。这就是中医的理法方药。

理：宇宙其大、其小都是圆运动的规律。

法：维系圆运动，使其至中、至和、至正、至圆。

方：君臣佐使等，学《伤寒杂病论》等古人的组方。

药：明白它在圆运动中的作用。

学习了本草经，在这个理论的指导下去认识，就可以灵活应用每味药，做到明明白白用药。

中医的理念是正确的，是毋庸置疑的自然规律。中医的理念永远不需要更新、不需要换代、不需要现代化，本身就是最究竟的，本身就是最圆融的。

不是每个病都能治好的。《黄帝内经》《伤寒杂病论》中记载了很多病都是死症，都是不治之症。所以客观讲要"不以成败论英雄"。"上工治病十全其九"讲的是治疗正确率，不是治愈率。

中医治病的层次，分为工巧神圣。上医明明白白知道面对的疾病能治好还是治不好，是明明白白辨证——明辨病因病机，明明白白遣方用药。绝不是稀里糊涂地治好了病。

上品

上药一百二十种为君，主养命以应天，无毒，多服久服不伤人，欲轻身益气，不老延年，本上经。

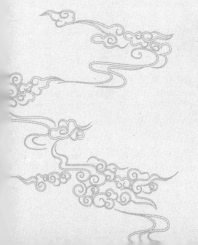

菖 蒲

一名菖阳。味辛，温，无毒。治风寒湿痹，咳逆上气，开心孔，补五脏，通九窍，明耳目，出音声，久服轻身，不忘，不迷惑，延年。生池泽。九节菖蒲，生石上，一寸九节者良。

生池泽：生在沼泽，刚长出来像麦冬、韭菜，以根茎入药，一寸长有九节者为最好，称九节菖蒲。用手捋菖蒲的叶子，会散发出非常芳香的气味。

中药饮片呈黄褐色。

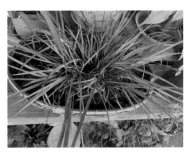 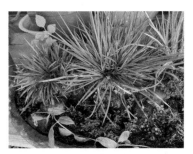

图2-1　菖蒲植物（1）　　　　图2-2　菖蒲植物（2）

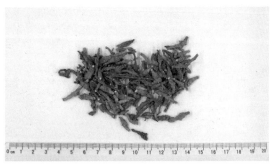

图2-3　九节菖蒲中药饮片（1）

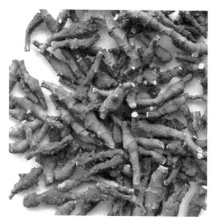

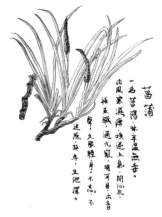

菖蒲

一名菖陽。味辛溫無毒。

出風寒濕痹，欬逆上氣，開心孔，

補五臟，通九竅，明耳目，出音聲。

久服輕身，不忘不

迷惑延年。生池澤。

图2-4　九节菖蒲中药饮片（2）　　　图2-5　九节菖蒲手绘图

辛：地味、地气所化。五辛，蒜、葱、兴渠、韭、薤。再如辣椒、花椒、姜，芥末等。味道很刺激。

《本草经》中的"辛"味有两种，一种是金属之辛味，凉降；一种是辛散。

温：是天之气，升。四气五味（加平性的气，为五气）。治疗疾病时中药起作用的是"气"和"味"，不能理解为是化学成分。

治风寒湿痹：辛散，祛风寒湿邪。

风、寒、湿三气杂至，合而为痹，阻碍气血运行，积于筋、脉、肉、皮、骨，使筋、脉、肉、皮、骨或浮肿，或变形，或疼痛，或麻木，或不仁。

菖蒲气味辛温，可助肝木疏泄，并能温通经络，故可治风、寒、湿之痹证也。

治咳逆上气：人呼吸时，吸入肝与肾，呼出心与肺；入之气与出之气、降之气与升之气，相逆即生咳。菖蒲气温味辛，可治由寒邪伤肺导致肺气不宣所引起的咳逆上气。

开心孔、补五脏、通九窍、明耳目、出音声：菖蒲辛温之气味，可条畅肝木，上达于心，故可开心孔。辛温又可使五脏气息通畅，九窍通利，通畅、通利即为补。

久服轻身，不忘，不迷惑，延年：比如睡觉就是处于迷惑状态，小朋友尿床，憋着难受也不醒，可以用九节菖蒲来治，睡得没有那么沉，不迷惑。若已成习惯，则要改变习性。

菖蒲之辛温将风寒湿三邪驱出体外，自然身轻体健。如果是中气不足导致的九窍不利，就不可以用菖蒲。所以要知道病因、原理，比如熬夜二三天后出现眼花耳聋，这时候用菖蒲就无效。

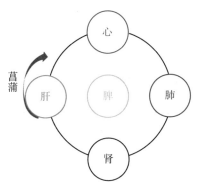

图2-6　菖蒲圆运动图

实践

尝药是我们学本草的必修课。

尝一下九节菖蒲，体会一下什么是辛、温。

观察形状：九节菖蒲植物，生长在水边，形如韭、麦冬。叶很扁，碧绿，用手持叶子，会散发出极浓郁的芳香气味；叶子长在根茎上，根茎俗称龙根，长有细的须根；根茎发芽，能增生出新株；根茎节密短，一寸九节，名九节菖蒲。

菖蒲中药饮片，黄褐色，掰开中间白色微偏黄。

闻：辛香、清香味。

尝药要先含在口里，不要嚼，感受一下气味，有时间多含一会儿，感受一下它的气是往上下左右向哪个方向走？仔细品尝舌上的气味是温热寒凉？要慢慢体会，是学中药很重要的方法，饮食要清淡，最好素食，以保持味觉灵敏。

含一会后，嚼一下，舌尖、舌中、舌两边及舌根，五个地方都要体会到，然后慢慢咽下去。把心神收回来，向内观察，感受进入咽喉什么感觉，再往下什么感觉，进入胃什么感觉，感受温热寒凉的程度。这需要能够静下来。

有的药须要煮水，尝汤的气味。看汤色，感受汤喝起来什么感觉。常用量煮，有没有水沫，会不会溢出，煮时的气味，煮多长时间，一般辛香的药，煮药时间比较短，但这是根，一般需煮10~30分钟。

尝药须要反复品尝，最后确定，药的升浮降沉，能到身体的哪个经络脏腑部位。尝药时，最好心无旁骛，静坐观察。传说神农氏身体是透明的，很可能自己看是透明的，别人看不一定透明。

尝九节菖蒲，入口感觉味辛，有芳香的气味，向外扩散；稍有点温。

有一点点酸（酸重是硫黄熏的味道），有一点点甜，有一点点苦。嚼起来，口感软绵绵，不碜牙，渣也是温润的，咽下去感觉气往上升。

口腔里的气升明显，气能够通到鼻腔、耳朵、太阳穴。

人把心沉静下来，把心收回来，少打妄想，"定而后能静，静而后能安，安而后能虑"，用古人修心的方法，用日三省吾身的功夫，静下来方能格物，达到与药对话的程度。

徐灵胎先生之《神农本草经百种录》中言："菖蒲能于水石中横行四达，辛烈芳香，则其气之盛可知，故入于人身，亦能不为湿滞痰涎所阻。凡物之生于天地间，气性何如，则入于人身，其奏效亦如之。盖人者得天地之和气以生，其气血之性，肖乎天地，故以物性之偏者投之，而亦无不应也。余可类推。"

菊　花

一名节花。味苦，平，无毒。治风头头眩，肿痛，目欲脱，泪出，皮肤死肌，恶风湿痹。久服利血气，轻身耐老。生川泽及田野。

有怀菊、杭菊、滁菊、野菊等。

得秋金之气，行凉降之用，多用损伤中阳——小肠丙火。

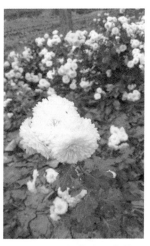
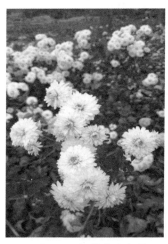

图2-7　怀菊花之黄花　　　　图2-8　怀菊花之白花

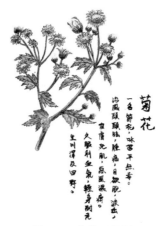

菊花

一名节花。味苦平无毒。

治风头头眩，肿痛，目欲脱，泪出，
皮肤死肌，恶风湿痹，杀虫。
久服利血气，轻身耐老。
生川泽及田野。

图2-9　菊花手绘图

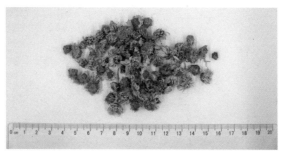

图2-10　菊花中药饮片

治风头头眩，肿痛： 菊花味苦气凉，可清上焦之热，治疗风火上冲头所致的风头头眩、头面肿痛。

治目欲脱，泪出，皮肤死肌： 热在目，目痛欲脱出，泪流不止，红肿生疮。菊花禀凉平之气，清风火，可用内服菊花或泡水外洗，即可清目中热邪，也可治疗因热引起的红肿等症状。

治恶风，湿痹： 恶风者，毒烈之风邪，如麻风、癞等。菊得金秋肃杀之气，可制其邪。菊花治湿痹，以其凉降祛湿。三伏天特别湿热，秋天凉气一降下来，马上就不湿了，凉能祛湿。

譬如出汗溻湿衣服，用水洗干净再晒干，就不会返潮，水洗即是凉降。所以治病的方法有很多种来源于生活。

久服利血气，轻身耐老，延年：菊花当应秋天之气而服用，增强肺肃降之性，使上燔之相火敛降归藏于下。下元充盈则轻身耐老延年。

春季慎用。

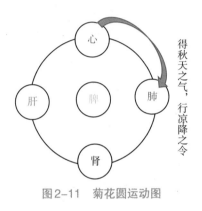

图2-11 菊花圆运动图

实践

尝菊花饮片，取一两片花瓣尝一下，刚入口，清香，马上有苦味（但是不严重），感觉气马上就降下去了。嚼一下，更苦。野菊花则苦得很。

菊花，九月开花，经冬不落，不随黄叶舞秋风；最好是花刚开放完采，阴干，放地上不要经常翻动，不能太阳晒，干的菊花泡水后与新鲜的菊花颜色一样。要么花刚开的时候采，这时金气最重，最香。盛开的花，早上采。70~80℃的水浸泡，泡出来会如同新鲜的一样，再高的温度会使菊花失去药性。

人 参

一名人衔，一名鬼盖。味甘，微寒，无毒。主补五脏，安精神，定魂魄，止惊悸，除邪气，明目，开心，益智。久服轻身延年。生山谷。

主补五脏，安精神，定魂魄：人参酷似人形，味甘，微寒，生长于山阴，补五脏之阴，大补元气。制过的红参性温，温补元气。

魂、魄、意、志、神五志藏于五脏，五脏之阴充足，则五脏之体足，五志自然安定。

止惊悸，除邪气，明目开心益智，久服轻身延年：人身正气足，则无忧惕；魂、魄、意、志、神足，则耳目聪明，身体强健。

人参最少生长六年以上其力方足，故三年以下不可入药。其补益能力强，古有方独参汤，用人参一味药，人气血虚时可用此汤进补，体虚女子孕期宜服此汤补养。

参的种类分很多种，有野山参、移山参、圆参、林下参。

产地分：高丽参、西洋参、党参。高丽参为朝鲜、韩国所产的人参。

制法分：红参、生晒参。党参产于古时上党地区，故称党参，后被挖绝，今之党参非古之党参，其补益之力不如红参。党参能补益脾胃之阴。

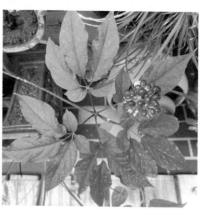

图2-12 人参植物

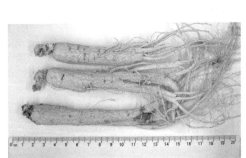

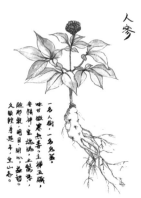

图2-13　生晒参中药饮片　　　　　　图2-14　人参手绘图

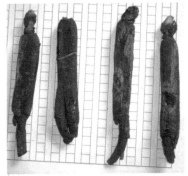

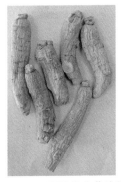

图2-15　高丽参中药饮片　　　　　　图2-16　西洋参中药饮片

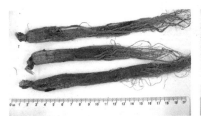

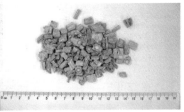

图2-17　红参中药饮片　　　　　　图2-18　党参中药饮片

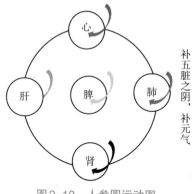

图2-19　人参圆运动图

实践

观察人参的形状、颜色。有的特别像人形，文武形状。

野人参，或者移山参，质地致密。雁脖芦、枣核钉、铁线纹，皮条须、上有珍珠疙瘩。年份越久，补益之力越大。人参种子经棒槌鸟食后消化浆果，排便落于适宜土地，才能生长出野人参。

尝一点，满口生津。

微寒，人参生长的地方寒冷。

真正的野参有很强的功效，对人体补益作用非常强。

比如孕妇、身体虚弱者可以服用独参汤，对胎儿也很好。临产的时候，体力不支，也可以用独参汤：全人参，包括须，煮水喝；或是制成粉，冲水喝。

补气、补阴。人参属土水，补元气，补阴精，补肾之阴。

人参不能滥用，凡是气机不畅，郁结重者，不要轻易用人参。

天门冬

一名颠勒。味苦，平，无毒。治诸暴风湿偏痹，强骨髓，杀三虫，去伏尸。久服轻身，益气，延年。生山谷。

养阴生津，润肺清心，属金水。

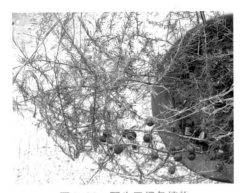

图2-20　野生天门冬植物

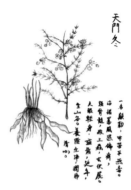

图2-21　天门冬手绘图

天门冬味苦，入心体、肾用；气凉平，可凉降肺金。

清金降火，益水之上源，故能下通肾气。

强骨髓：补肾气，肾主骨，故可起强骨髓之用。

治诸暴风湿偏痹：盖热则生风，暴则属火，偏痹者湿热所致。

诸暴，即突然得病，暴病之意。多为气火邪所致，天门冬气凉，可降上焦火，将上冲之火气降于下焦。

苦平、凉降之药，祛风湿，治湿热。

杀三虫，去伏尸：人身中有三虫，指蛔虫等腹内寄生虫。天门冬凉降之气，可祛湿，湿除则虫无以生；伏尸，亦为湿热所生之小虫，伏于五脏，积年不除。也可用天门冬之凉性而治之。

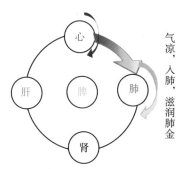

图2-22 天门冬圆运动图

实践

天门冬，也称天冬，为天门冬植物的根茎入药。茎叶如文竹，茎高一二尺，有小刺，结的果实初青白，成熟了是红色的，与麦冬的种子大小相近，麦冬的果实初青色，成熟了是黑紫色的。根部结肉质块状根，多汁，入药。

天门冬饮片呈黄白色，去皮去心，呈半透明状，容易受潮变软。鲜者水分充足。

尝之味苦，有点甜味，苦平，凉降。

阴虚火盛者可以用天门冬，如果虚热或有寒均不宜用。

作用在圆运动图1-2-3点（相当于钟表的1、2、3点）的位置下降。

开药就是开时间，哪一点位置出问题，就开哪一点的药。像校对时钟一样，调整太过和不及，使之与大自然同步，与天道同步。

甘 草

一名美草，一名密甘。味甘，平，无毒，治五脏六腑寒热邪气，坚筋骨，长肌肉，倍力，金疮尰，解毒。久服轻身延年。
生川谷。

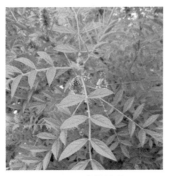

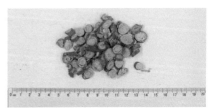

图2-23 甘草植物　　　　　图2-24 生甘草饮片

治五脏六腑寒热邪气：甘草味甘，入中焦，脾土主运旋，乃四象之母。"运中轴以复四轮"，中气运旋，则五脏四维调匀，寒热邪气可除。

坚筋骨，长肌肉，倍力：中气足，则化生有权，筋骨强健；中气充足，脾胃运化，则长肌肉。

金创肿，解毒：刀斧之外伤，甘草补中土，脾主肉，可助生肌愈合伤口；甘草性中和，土有包容万物之象，以其至中之性，和解药物之偏，可解草木之毒。比如乌头、附子之毒。

久服轻身延年：中气足即可轻身延年。

甘草

一名美草，一名蜜甘。味甘平无毒。治五脏六腑寒热邪气，坚筋骨，长肌肉，倍力，金疮尰。解毒。久服轻身延年。生川谷。

图2-25 甘草手绘图

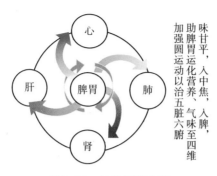

味甘平，入中焦，入脾，助脾胃运化营养、气味至四维加强圆运动以治五脏六腑

图2-26　甘草圆运动图

实践

甘草，分布于山西、内蒙古、新疆等地。叶子和槐树的叶子很像。七月开紫花，结角实。

甘草的根茎入药。

饮片外皮或呈褐色，或紫色，断面金黄色，或黄暗；质地硬多粉，味极甘甜似苦为上品；若质地如木头，味不甜，质劣。

野生甘草，外皮紫到发黑，断面非常黄，发暗。尝一点即感觉甜极发苦。

颜色：黄，属土，对应脾胃。

炙甘草呈金黄色。炙甘草，蜂蜜炙，500克生甘草，用150~200克蜂蜜炙。炙甘草很容易受潮，因此要密闭存放。炙甘草性温，补益中气功能较强，生甘草性凉，解毒功能较强，兼能清热。

生甘草可以用来解新生婴儿胎毒，在新生婴儿没有进食之前，用5~10克生甘草煮水10分钟，喂2~3勺，清新生婴儿身体里面的胎毒，之后若出水痘、疹子都会很轻微。

有一个案例：六七年前，朋友家孩子刚出生，啼哭、呕吐，大小便不通3日，医院诊断为羊水吸入，建议洗胃，电话告知面红，有目眵，嘱用10克生甘草煮水服，令人惊奇的是，甘草水刚滴到婴儿嘴里，他的小便马上就解出来了，之后也解了大便，随后可以进食吮乳。胎毒，多因孕妇喜欢吃辛热的食物，或吃油炸的东西较多等，所以，婴儿出现面赤、目赤、有眵。

疮：痛，化脓，溃破，流水；生甘草打粉，用很细的粉敷伤口，能将脓水吸出来。甘草能解毒，属土又能制水。有些骨髓炎患者，腿胫溃破出脓水，可以用生甘草粉外敷。

解毒，一般用生甘草。

运中补土，用炙甘草（也能解毒）。

《伤寒杂病论》甘草粉蜜汤：可以从运旋中土的角度杀虫，药用胡粉加炙甘草。

地　黄

一名地髓。味甘，寒，无毒。治折跌绝筋伤中，逐血痹，填骨髓，长肌肉，作汤除寒热积聚，除痹，生者尤良。久服轻身不老。生川泽。

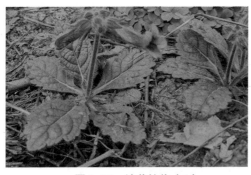
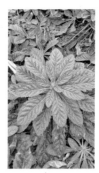

图2-27　地黄植物（1）　　　图2-28　地黄植物（2）

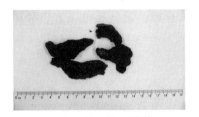

图2-29 生干地黄

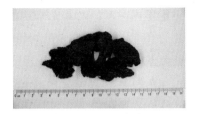

图2-30 熟地黄

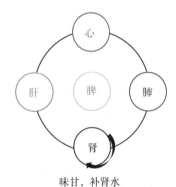

味甘，补肾水

图2-31 地黄圆运动图

实践

怀地黄最好，古怀庆府现在属焦作、温县一带，南边黄河，北边沁水，中间的这片土地有两种河流灌溉的优势，盛产四大怀药，即地黄、山药、菊花、牛膝。

鲜地黄，有新鲜花生的味道，长得如红薯一样，烘干。地黄花很甜。

鲜地黄，皮呈黄色，里面也是黄白色的，水分多，很脆；经过日晒或者炕焙干燥处理后成为干地黄，皮呈褐色，里面变成有油性的黑色。

九制熟地，宜春、秋天制作，怀地黄黄酒浸泡加砂仁蒸晒，反复浸泡、蒸，九蒸九晒，很费工费时。忌铁器（会生锈的铁器），所以炮制煎煮宜用铜锅、砂锅、金锅银铲、不锈钢锅（不能用会生锈的铁锅）。

九制熟地为滋肾阴补精之要药，医圣张仲景之肾气丸方，以熟地滋肾阴。如六味地黄丸中熟地为君药，以滋阴补肾、填精益髓。

用熟地黄煮水喝，汤像黑色油漆一样，黏黏的，尝之甘美；煮多次后，药渣都是孔，晒干轻虚如絮，说明它能封藏油性的精津，与肾藏水、藏精是一个道理，所以地黄是补髓、补精之良药，可滋阴、补肾水。

生地黄偏寒，吃多了会拉肚子。少量的生地黄，能除寒热积聚、除痹，治血热（如流鼻血），生地黄汁一小杯就可以达到凉血的功效。患温病，病入血分时，皮肤上会出现红斑、丹毒，用生地黄疗效就很好。此外，还有很多热性的皮肤病如溃疡、红斑、红疹药，也可以用生地黄。

治折跌绝筋伤中、长肌肉，都是因为地黄有补髓、填髓的功效。

除痹，指的是本身精气不足导致的痹。

热痹，用生地黄、鲜地黄。

术

一名山蓟。味苦，温，无毒。治风寒湿痹，死肌，痉疸，止汗，除热，消食，作煎饵。久服轻身延年，不饥。生山谷。

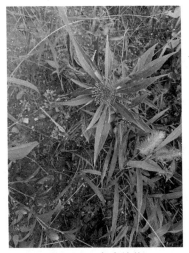

图2-32　白术植物

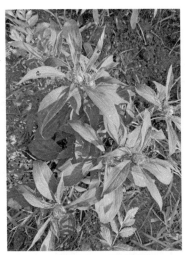

图2-33　苍术植物

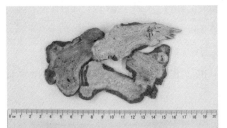

图2-34　生白术饮片

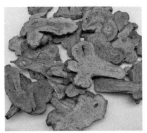

图2-35　炒白术饮片

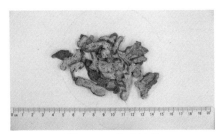

图2-36　苍术饮片

治风寒湿痹：治湿多方法有多种，比如：一是用火烘干或者晒干。二是用水洗后再烘干晒干。三是用风吹干。四是用干燥剂吸收水分。五是湿热用清凉的方法凉降祛湿。六是寒湿多用温燥的方法对治。

湿气侵入身体，能够阻滞经络气血运行，生痹证等。

死肌：脾主肌肉，肌肉有病，脾胃健运。

痉：痉挛，其象为风。风有外邪之风——四时不正之风。有内生之风——为肝木生风不生火所致。治风有多种方法：平肝息风、滋水涵木、补土培木等。白术治疗痉证属于补土培木之法。

疸：谷疸，因食积而成之病，白术能消食化积。

止汗：土能制水。中气足，如同气旋有力，向心力能够固摄吸纳浮散之气。自汗、盗汗，由于气虚不摄者，宜用。

除热：除虚热，中气足了，虚热就没有了，运旋的漩涡转得快了，在上的虚热就降下去了。

消食，作煎饵：食品中加入白术粉，烘烤，焦香，帮助脾胃运化、消食。

久服轻身延年，不饥：气足不思食。

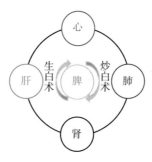

图2-37　白术圆运动图

实践

生白术：饮片多是竖切片，晒干、烘干。皮褐色，内黄白，有的有不规则空洞；分布有棕黄色油点，朱砂点，菊花纹，云状纹。

饮片有辛香味，味苦甘，健脾益气，燥湿利水。

新鲜的白术，尝之很甜，微苦，辛香，甘美，所以可以做煎饼，能够健脾胃，消食。升脾阳，偏升。尝过白术之后，很快会饿。

白术，产于浙江者佳，肥大，色黄，有细孔，有棕色油。

炒白术：以麸或以土炒黄，内外都是焦黄色。尝之有焦香味，焦黄、焦香入脾；味辛温，苦。升发之辛味减弱，能降胃燥湿，助运化。

苍术：燥湿健脾，祛风散寒。分北、南苍术。

苍术饮片比白术饮片个头小，更细腻一些，棕色油点多一些，气味芳香辛烈。

尝之，辛味、苦味，有点黏牙，嚼一下，辛窜，有温的感觉，没什么渣。

脾升、胃降，运化食物如同上下运转的石磨，磨碎食物，消化分解出来的就是食物的营养——气、味。所以脾胃是后天之本，维系生命的营养之来源。

菟丝子

一名菟芦。味辛，平，无毒。主续绝伤，补不足，益气力，肥健，汁去面皯。久服明目，轻身延年。生川泽田野，蔓延草木之上。

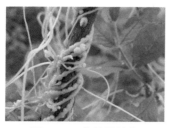
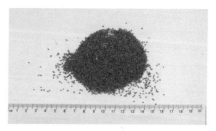

图2-38 菟丝子植物　　　　　　图2-39 菟丝子饮片

主续绝伤：菟丝子寄生于草木，无根亦荣，子多精汁，故能补精，精足能续绝伤。

农村田地里菟丝子特别多，特别是种豆子的地里，菟丝子为寄生植物，从土里长出来，攀缘其他植物，之后自己的根部断掉，从寄主植物上吸收营养。种子的硬壳里面是一汪水——津液，很黏稠，其象精津，能够补肾水、补精气。人体自我修复的能力是精，精气足能够续绝伤。

补不足，益气力，肥健人，汁去面皯。久服明目，轻身延年：面皯是由精气不足导致。如果肾精充足，封藏有力，黑色是不向外显的。黑色显露出来，就表明肾水虚封藏不足了。长久服用精气充盈，面皯就变淡或者痊愈。

精津充盈，自然强健；其华外现，面色润泽，耳聪目明。

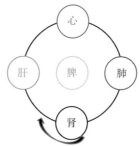

属水木，滋补肝肾，固精缩尿，安胎，明目止泻

图2-40 菟丝子圆运动图

实践

菟丝子有两种：一种是北方田地里的菟丝子，茎呈金黄色，从地里长出来，缠绕寄生在其他植物上后，其根自断；茎即使被扯断了，只要它还缠在其他植物上，就仍然能够生长。所以菟丝子续绝伤的能力很强。且能够安胎、保胎，治疗早产先兆。这种菟丝子质量好。粒小，呈青黄色。

另一种是金灯藤的种子，茎呈紫色，又称日本菟丝子，产于我国南方地区如浙江、上海、湖北等地。粒大。

菟丝子不易煎出，为了方便煮出来，煎煮前可以用白酒浸泡，膨胀后易煎出。硬壳里面是一汪水，即是精华。尝之有黏滑感。菟丝子有滋补肝肾、固精缩尿、安胎、明目止泻之功。但是若煎煮时间不够，则无法煎出精华，须煎煮一个半小时以上。

牛 膝

一名百倍。味苦，平，无毒。治寒湿痿痹，四肢拘挛，膝痛不可屈伸，逐血气，伤热，火烂，堕胎。久服轻身耐老。生川谷。

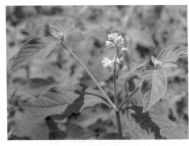

图2-41 怀牛膝植物（1）

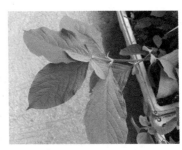

图2-42 怀牛膝植物（2）

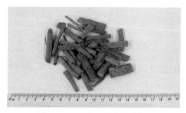

图2-43 怀牛膝饮片

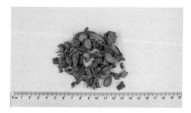

图2-44 川牛膝饮片

怀牛膝：活血祛瘀，补肝肾，强筋骨，利尿通淋，引血下行。

川牛膝：活血祛瘀，通利关节，利尿通淋。

治寒湿痿痹，四肢拘挛，膝痛不可屈伸：牛膝能够引气血下行，补益肝肾，益筋通经。腿痛、膝盖疼，用川牛膝。筋软、不通、不降用之有效。

逐血气，伤热，火烂：凉平，清凉降气。火浮在上面的，用它能把气降下去。所以牛膝能够治疗一些上火的症状。此外，牛膝能降胃肺胆经，降冲脉，治冲脉上逆之奔豚症。

堕胎：平时用牛膝补肝肾，把下元的气血补足了，就不易堕胎了。但是孕妇忌服，可能会导致堕胎。

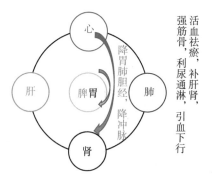

图2-45 牛膝圆运动图

实践

两种牛膝基本作用一样，都有下降之性。

川牛膝，像牛筋一样，韧性特别强。

怀牛膝主产于河南焦作，即古时的怀庆府，其根入药，呈圆柱形，直长，鲜者有肉质感，如牛筋。植物茎有棱角，节部膨大，状似牛的膝盖，故称牛膝，节部生叶，叶对生，有细毛；秋后节部生穗，开花，结籽，籽上有短密小刺，附着人衣。

采挖牛膝的根，往下特别深，地下根深三尺许，地面往下刚开始是特别硬的草木质，再往下是肉质根，像牛筋一样，半透明，上下粗细差不多。牛膝为宿根。

饮片呈表面棕褐色，断面棕黄色，质韧，不易折断。

下降之性，气下行，凉平，补筋，

直接尝，会刺激咽喉，让人感觉特别不舒服，煮着喝就不会刺激咽喉了。

植物的根有吸收地味的作用，深入地下，能通能降，有吸引在下之阴味上达的作用。

宿根能够封藏天气地味，来年能发芽生长新的干枝，宿根持续长大；具有少阴封藏的能力，又具有厥阴升发的能力，所以能补肾补肝。

麦门冬

味甘，平，无毒。治心腹结气，伤中伤饱，胃络脉绝，羸瘦短气。久服轻身不老，不饥。生川谷及堤坂石间。

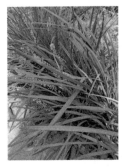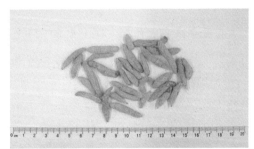

图2-46 麦门冬植物   图2-47 麦门冬饮片

味甘，性凉平，滋上焦肺阴，使肺金下降，敛降相火。

伤中伤饱，胃络脉绝：《黄帝内经》云：饮食自倍，肠胃乃伤。饮食过饱易伤脾胃之体，麦门冬味甘，入脾之用，可滋脾胃之阴。伤饱严重的，致胃络脉绝，把胃部的络脉胀破。胃热，易消谷善饥。麦门冬滋胃阴，清降肺、胃之热，治胃络脉绝。

带心的麦门冬还可以清心热。

羸瘦：人多食而瘦，其病因为胃瘅，胃腑中有热，麦门冬性凉平，可滋胃阴，清胃中热。

短气：气短之症有因肺不能收敛者，气不能降。麦门冬经冬不凋，得秋天之气，可敛降肺经，降肺气。

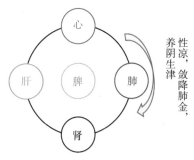

图2-48 麦门冬圆运动图

实践

麦门冬常用于绿化植物，生命力特别强，又名不死草。旱涝都可以存活，树荫下缺少光线也可以生长，砂石中也可以生长，外观如同韭菜一样。凌冬不凋。药用部位是其地下的块状根。

麦门冬的根上有许多白色的膨起块状根，两头尖，中间圆，肉质多汁，色白，半透明。如同麦子一样，所以称麦门冬；有一寸长的，也称寸冬。

秋后采，又肥又壮。生长年份久的，麦门冬的颜色由白色变成黄白色。

尝之味甘甜，口感甘美，气凉降。

养阴生津，润肺清心。

独　活

一名羌活，一名羌青，一名护羌使者。味苦，平，无毒。治风寒所击，金创，止痛，奔豚，痫痉，女子疝瘕。久服轻身耐老。生川谷。

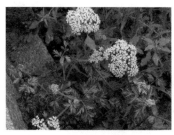 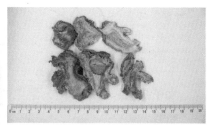

图2-49　独活植物　　　　　图2-50　独活饮片

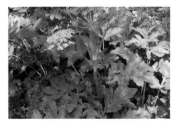
图2-51 羌活植物

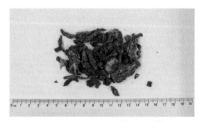
图2-52 羌活饮片

羌活：味苦辛，性温。散寒祛风，除湿止痛。

独活：味苦辛，性温。散寒祛风，除湿止痛。

风寒所击：风寒所击，为外邪侵入人体，首先侵袭人太阳表，令人泝然起毫毛，恶寒发热，其治法，当遵守"邪之来路即是邪之去路"而治疗，邪从皮毛入，亦当从皮毛去，故应当发汗，祛邪外出。辛温，可以发散驱寒。

金疮止痛：味苦，性温，助血脉宣通，助于恢复创伤。

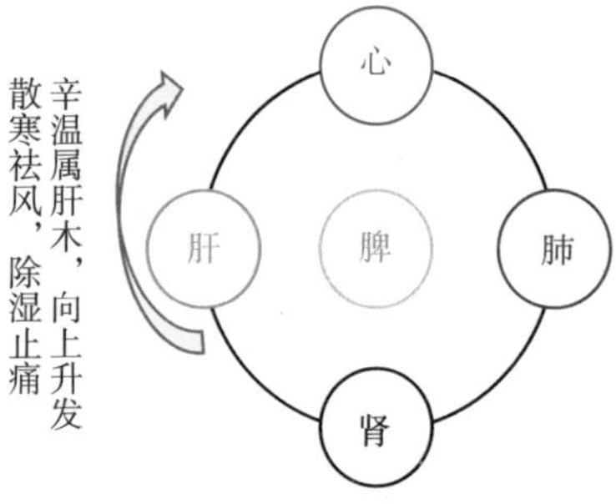

辛温属肝木，向上升发
散寒祛风，除湿止痛

心

肝　脾　肺

肾

图2-53 独活圆运动图

奔豚：羌活，辛温发散，能够驱散肾中风邪。风邪；若风邪入肾，搅扰下元肾中之气不能固守，随冲脉直上，似有小猪奔袭撞心，使人惊恐莫名，甚则气厥，病奔豚症。

痫、痉：祛风邪，可治疗风邪所致的抽搐痉挛。

女子疝瘕：肝木郁结，温散使其升发；温散风寒湿入里所聚之疝瘕。

实践

羌活、独活植物的形状、气味，都与川芎相似。块状宿根入药。

　　羌活饮片呈紫棕色，鞭节蚕头。独活质软，色黄白，很像当归。

　　羌活和独活可以治外感风寒邪气和伏邪，治上半部风邪用羌活，治下半部风邪用独活，治风寒湿痹时，多两药一起用。

车前子

　　一名当道。味甘，寒，无毒。治气癃止痛，利水道小便，除湿痹。久服轻身耐老。生平泽丘陵坂道中。

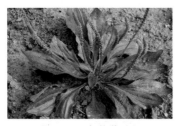

图2-54　车前草植物

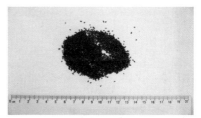

图2-55　车前子饮片

　　气癃，止痛：癃闭，小腹胀满，小便时疼痛，不利为癃，甚则点滴不出，则为闭。车前子甘寒，能够入肾和膀胱，凉降膀胱经，可治因热所至之癃闭。止痛，止尿时热痛。

　　利水道小便，除湿痹：可清膀胱经热，故能通利水道；水道通畅，则阴邪可归膀胱而泄之，故除湿痹。

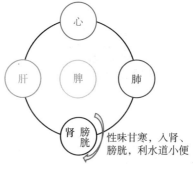

图2-56　车前子圆运动图

实践

古又称苤苢，叶子肥大如牛舌，嫩时可以做菜，是很常见的植物。当道，车经常走的路上都可以生长，故名车前草。

数茎直立，高一二尺，上开小花结细籽，籽入药。

尝之，甘寒，入膀胱经，往下凉降。

车前子性寒，清热利尿，渗湿通淋，明目祛痰。只可用于治疗热性癃闭。

种子类的药，封藏天气地味，能够繁育。少阴厥阴之象，可以补肾补肝。

木 香

一名木密。味辛，温无毒。治邪气，辟毒疫温鬼，强志，治淋露。久服不梦寤魇寐，生川谷。

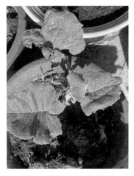

图2-57 木香植物

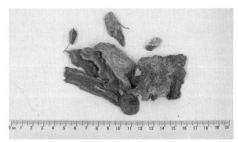

图2-58 木香饮片

木香性温味辛香浓郁。

治邪气，辟毒疫温鬼：芳香能化浊气，辟除浊秽瘟鬼疫疠。

强志：辛香醒脾，升肝脾，可让人精神振奋。

治淋露： 味辛，性温，芳香化浊，入肝木脾土助疏泄，能去恶露浊气。

久服不梦寤魇寐： 辛苦温通达心脉，芳香化浊，祛除浊邪，则神志安定。

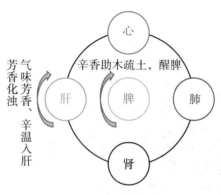

图2-59　木香圆运动图

实践

生于云南、四川，饮片外皮为黄棕色，内为淡黄色，气味芳香。

尝之，芳香浓烈，气发散，口里有温暖的感觉；嚼后，黏牙，极辛香，有点辣的感觉。

芳香可以祛浊，化浊气，化污浊，避晦气。

辛窜，辛味走窜，把经络腠理里面积聚的东西清除出去，芳香把浊气化掉。

温鬼：古时认为是瘟鬼行疫。瘟疫，传染病，西医学所谓细菌、病毒。芳香驱散浊秽之气，能改变环境使病毒不能生存。

芳香可以醒脾、消食，治疗食欲不振。

胁下痛，连着脘部，可以用木香。辛能疏土，让肝、脾、胃协调，促进脾胃运化。所以能行气止痛。

薯　蓣

一名山芋，秦楚名玉延，郑越名土薯，齐越名山羊。味甘，温，无毒。治伤中，补虚羸，除寒热邪气，补中，益气力，长肌肉。久服耳目聪明，轻身不饥，延年。生山谷。

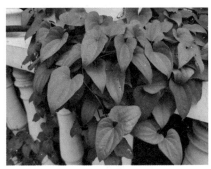

图2-60　怀山药植物

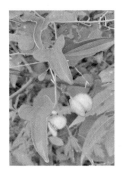

图2-61　野生怀山药荚果种子

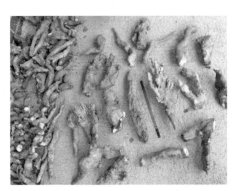

图2-62　野生怀山药

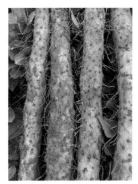

图2-63　怀山药果实根茎

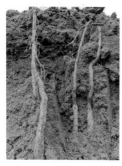

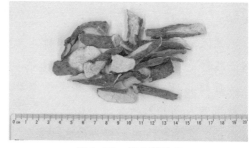

图2-64 怀山药根茎　　　　　　图2-65 怀山药饮片

治伤中，补虚赢，补中益气力，长肌肉：怀山药，味甘，入脾肾，滋阴而不腻，为补虚第一良药。

除寒热邪气：对于虚证引起的寒热，补虚即可；中气、元气充足，邪不可干，故寒热邪气自去。

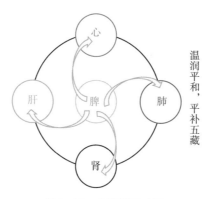

图2-66 山药圆运动图

实践

薯蓣，即山药，药食两用。

怀山药，产于古怀庆府，今之河南焦作，有多个品种。

野生怀山药：生于焦作太行山区，品种也有数种，藤茎攀援，叶瘦细，块状不规则，多年生，肉黄白，多黏液，熟食味极鲜美。

秋天藤上结种子，有两种品种，一种是荚果种子，扁瘦；另一品种是肉质的山药豆，呈黄褐土色。

种植品种：铁棍山药，生长于温县垆土地（黏土）者佳，肉质根茎入药，入地数尺，山药形状弯曲，粗细不一。外皮呈黄土色，有紫色浅斑，肉为白色，多黏液；晒干色白粉性十足。生长于沙土地者形如直棍，粗细均匀。

繁育方法：①鲜山药掰成段，种植。山药肉质块茎，有少阴厥阴之象，有繁育能力，山药靠近藤茎处，细长芦头，可以种植；种芦头当年能采收。②种子繁育者两年采收。

山药，全国各地都有种植。多为菜山药，不堪入药。

仲景先师《伤寒杂病论》用怀山药组成补虚第一方即"薯蓣丸"，可补"大骨枯槁，大肉陷下"之症，肾气汤亦用此药。

至味微淡，味道重的，反而有偏颇，易使人伤在五味。山药味很淡，尝起来为淡淡的甘味，粉性很足。

铁棍山药，断面非常细密。

山药皮不厚，但是很保鲜，若保存得好，可保存一年。山药皮易致人过敏，让人感觉非常痒。

治赢瘦案例：2012年，北京有一患者，八十余岁，常年卧床，大肉陷下，目陷，舌光红无苔，呈舟状腹，脉尚沉缓，跌阳脉尚有，太溪脉不见。先理脾胃中焦，补元气。处方：炒怀山药粉30~60克，冲服。经坚持服药3个月，加上家人的悉心调理，患者面色变润泽，大肉陷下渐复充盈，腹渐平复，脉较前有力。见证怀山药补虚赢、长肌肉，真实不虚。山药可以补五脏虚损。

假的山药，酸涩难吃，无补益之功。

薏苡仁

一名解蠡。味甘，微寒，无毒。治筋急，拘挛，不可屈伸，风湿痹，下气。久服轻身，益气，其根下三虫。生平泽及田野。

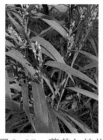

图2-67 薏苡仁植物

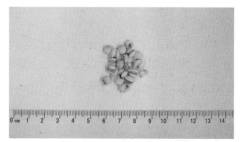

图2-68 薏苡仁饮片

实践

健脾补肺，清热利湿，甘淡微寒，有大、小两种。

生用渗湿利水，炒用健脾，止泻。

味甘微寒，清降阳明湿热，健脾利湿，淡渗脾湿水肿及风水、皮水等病；因其气微寒，故能引气下行。

徐灵胎曰："薏苡仁味甘，微寒。主筋急拘挛，不可屈伸，风湿痹，专除阳明之湿热。"

下气：使气直达下焦。

久服，轻身益气：能补益脾胃中气。

其根下三虫：能祛湿热，治疗湿热所生之虫。

叶子像玉米，又叫药玉米。药食两用。

成熟的种子壳是灰白色的。

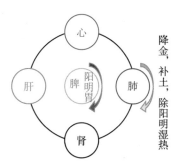

图2-69 薏苡仁圆运动图

降金，补土，除阳明湿热

粮食五谷的味。药性平和，亦食亦药，难取速效。

薏苡仁甘淡冲和，质类米谷，又体重力厚，故能补益胃气，除湿补虚，故又能通降湿热使下行。

泽 泻

一名水泻。味甘，寒，无毒。治风寒湿痹，乳难，消水，养五脏，益气力，肥健。久服耳目聪明，不饥，延年，轻身，面生光。能行水上，生池泽。

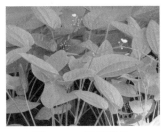 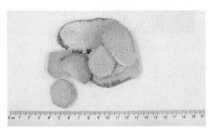

图2-70 泽泻植物　　　　　　　图2-71 泽泻饮片

甘寒，入肾和太阳膀胱，泻湿利水，助决渎通利水道。治湿热。

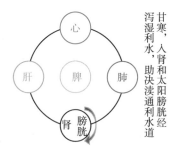

甘寒，入肾和太阳膀胱经，泻湿利水，助决渎通利水道

图2-72 泽泻圆运动图

实践

福建产泽泻，皮黄；四川产泽泻，皮青。

饮片有孔，通气，类似于极细的筛网。与肾过滤的功能类似。质地轻。尝之，味甘甜，气寒凉。

治水肿、足胫肿。

叶天士曰：泽泻性寒，禀天冬寒之水气，入足太阳寒水膀胱经；味甘无毒，得地中正之土味，入足太阴脾经。气降味和，阴也。其主风寒湿痹者，风寒湿三者合而成痹，痹则血闭而肌肉麻木也，泽泻味甘益脾，脾湿去则血行而肌肉活，则痹证疗矣。其主乳难者，脾主血，血不化，乳所以难也，味甘益脾，脾湿行则血运而乳通也。其主五脏，益气力肥健者，盖五脏藏阴者也，而脾为之源，脾主肌肉，而性恶湿，泽泻泻湿，湿去则脾健。脾乃后天之本，所以肌肉长而气力益，阴气充而五脏得养也。其消水入膀胱，寒气下泄也。久服耳目聪明，不饥延年轻身者，肾与膀胱为表里，膀胱水道通，则肾之精道固，精足则气充，肾开窍于耳，所以耳聪；水之精为目瞳子，所以目明。肾者胃之关，关门固，所以不饥；肾气纳，所以轻身延年也。其言面生光，能行水上者，脾为湿土，湿则重，燥则轻，轻则能行水上也；脾统血，血充则面有光彩也。盖表其有利水固肾之功，燥湿健脾之效也。

泽泻存放易蛀，与丹皮一同放置，则可避免，此先辈所传经验。

远　志

一名棘菀。味苦，温，无毒。治咳逆伤中，补不足，除邪气，利九窍，益智慧，耳目聪明，不忘强志，倍力。久服轻身不老。叶名小草，生川谷。

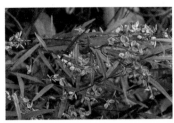

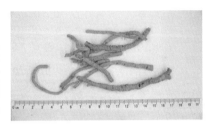

图2-73 远志植物　　　　图2-74 远志饮片

治咳逆伤中：肾气虚不能固藏，亦能引起咳逆，伤中，中气受伤。

此味药味苦，有清辛味，入心肾，使人志虑忠纯，邪念不生，精神不耗，不消耗就是补心肾。并非如人参补气补精。欲寡精神爽，故利九窍，益智慧，耳目聪明，不忘，强志倍力。轻身不老。

肾藏志，苦；坚肾，封精藏志，志，又通"智"，肾水足，则智慧足，心肾皆强，自然耳目聪明。"志"有博闻强识之意，能使人善记不忘。

实践

远志根入药，宿根多年生，采根去心。

《滇南本草》载有苦、甜二种。苦远志，性寒，甜者性温。叶有大小之别。大叶者开紫红花。

可解乌头、雄黄之毒。

远志断面白色偏黄，尝之苦，有辛味，穿透力很强，咽有辛降的感觉，可以从舌入心。气很快收摄至心肾。

另一种远志，尝之有甘甜味，辛，咽喉有辛降的感觉。尝后能够收摄心神，就是强志的作用。

苦味入心、肾。强志治梦遗。

咳逆：通，祛痰。

龙 胆

一名陵游。味苦，寒，无毒。治骨间寒热，惊痫，邪气，续绝伤，定五脏，杀蛊毒。久服益智，不忘，轻身耐老。生川谷。

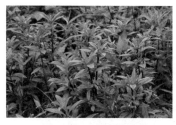

图2-75　龙胆草植物

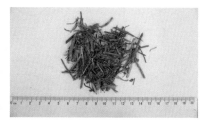

图2-76　龙胆草饮片

清热燥湿，泻肝胆实火。

龙胆草味极苦。叶如龙葵，味苦如胆。可降胆，清肝胆实火。

治骨间寒热：性味苦寒可入肾，肾又主骨，可治疗骨间热症。因药性寒，如无实火或者寒证不可用。

治惊痫，邪气：惊痫为高热导致的惊搐。高热耗津，木失濡养，而生风所致，龙胆可降胆经，收降胆经相火，使亢龙归海。故可治惊痫。

定五脏，杀蛊毒：降胆经、相火；凡十一脏取决于胆，胆木相火能降，五脏六腑皆安定，即是定五脏之意。蛊毒为湿热所化；龙胆苦寒，可清体内湿热，故能杀蛊毒。

不可久服。空腹饵之，伤肾中之阳，令人尿不禁。

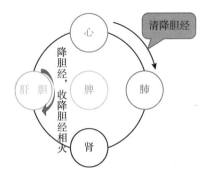

图2-77　龙胆圆运动图（1）

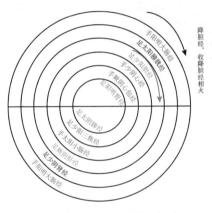

图2-78　龙胆圆运动图（2）

实践

根入药，根黄色，饮片里外都是黄色。

尝之超级苦，很少有药能胜过它的苦，比黄连还苦。

黄色：相火的颜色。

相火蒸腾于外的时候，会让身体发黄，呈金黄色，阳黄
（黄疸）。

胆汁（绿色，苦）返流到肝，进入血液，青黄色，阴黄

（黄疸）。

龙胆草可以降胆经的实火，寒是降、藏。

胆不降会导致很多症状：呕吐、咳、头胀、眼胀、眼红、口苦、咽干、耳塞、中耳炎、牙痛、烦躁、易怒、脖子下大疙瘩、腮腺炎、瘰疬、胆经巡行部位身体两侧不舒服、两胁痛、胆腑（胆囊炎、胆结石）、风市穴痛。

胆不降、上火严重者，可出现气上冲、烦躁、失眠、发怒、多梦症状，再严重者则可致头痛、抑郁、狂躁。

胆长期不降，导致肝不升，出现精神失常，动风，抽搐，拘挛，痉挛。

胆不降引起的问题非常多，胆木不降化风，风性善变，所以这种病也比较难以辨认。

龙胆泻肝丸，可以用来治胆经实火不降。

李时珍曰：相火寄在肝胆，有泻无补，故龙胆之益肝胆之气，正以其能泻肝胆之邪热也。但大苦大寒，过服恐伤胃中生发之气。

细　辛

一名小辛。味辛，温。治咳逆，头痛，百节拘挛，风湿痹痛，死肌。久服明目，利九窍，轻身，长年。生山谷。

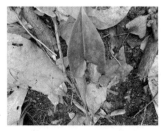
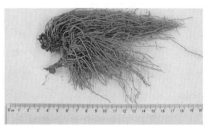

图2-79　辽细辛植物　　　　　　图2-80　辽细辛饮片

味辛，属木，能够疏散风寒、温通经络，通行十二经脉，无处不到，使上下内外通畅。治咳逆，由内而外驱散风寒。

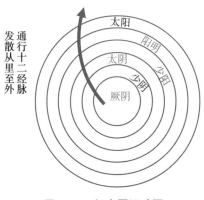

图2-81 细辛圆运动图

实践

按产地分，细辛有两种：华细辛，辽细辛。

华细辛，产于华山附近，紫色。《本草衍义》载：今惟华州者佳，柔韧，极细直，深紫色，味极辛，嚼之习习如椒。

辽细辛，黄色偏白。尝之，非常辛，特别通窍，闻起来辛香、温，含在口里马上有辛香的气，发散，吃起来麻舌，辛窜达内外上下，辛香至欲呕吐。

用量宜视病轻重，不可局限。

临床中许多案例用到细辛，有的用至30~45克，甚至用到75克。服后，许多人会恶心呕吐，吃不下饭。如有的中风，服含细辛的药会吐得很厉害，比较难受，吐黏涎，能把风涎吐出来。

《伤寒论》中用麻黄附子细辛汤，可以驱散少阴的寒邪，从里出表。

祛风散寒，通窍止痛，温肺化饮。

巴戟天

味辛，微温，无毒。治大风邪气，阴痿不起，强筋骨，安五脏，补中，增志，益气。生山谷。

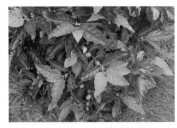

图2-82 巴戟天植物

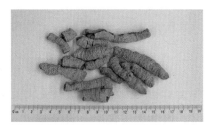

图2-83 巴戟天饮片

治大风邪气：肾气不足，水不涵木所导致的风。

阴痿不起，强筋骨：味甘入肾之体，补肾阳，故能治阴痿不起；滋水涵木，可补肝肾，则可强筋骨。

安五脏，补中：肾气足则元气足，五脏自会安定；补脾之体用，则可补中气，助脾胃运化。

增志，益气：肾主志，肾气足则志气足。

实践

巴戟天产于巴蜀之地，经冬不凋名不凋草，一名三蔓草。根去心入药。

巴戟肉饮片断面中空，

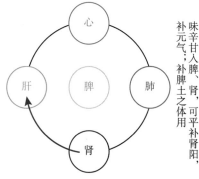

味辛甘入脾、肾，补元气；补脾土之体用，可平补肾阳，

图2-84 巴戟天圆运动图

紫色，放久了，会变成紫褐色。粗壮的质量好。

尝之辛、温、甘，很好吃，渣也能嚼碎。

味甘、温、辛，作用在少阴向厥阴转化，能补肝肾，盐水浸能平疏泄。

大风邪气：体内的风，是气机的非正常流动。风邪又从外至，有从内生。

内风是由肝木疏泄失常引起。生活中的现象：木正常生火，点火——生烟——燃烧，如果湿气大，不能正常燃烧，则烟会很大，这个烟就是风的一种。

木生火，有情的相生是树木蕃秀然后开花，这个花就是木气生出的火，然后结果就是火生金。木气不及和太过都不能生花。树木萎黄生机不旺不能开花；树木生长过旺也不能开花，俗语叫作疯长，也属于风，不开花结果，这种风属于疏泄太过，不生火。木不足不能生火，属于疏泄不足。应该滋水涵木、补土培木。

肝木疏泄不足之证可以用补法，补肾水，补脾土，补木火。巴戟天属于补肾水之法。

通常与肉苁蓉配伍使用，还有补肝的作用。

巴戟肉能够祛湿，也可以治疗脚气。

赤箭　天麻

一名离母，一名鬼督邮。味辛，温，无毒。主杀鬼精物，蛊毒，恶气。久服益气力，长阴，肥健，轻身，增年。生川谷。

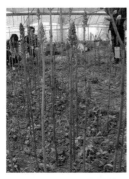
图2-85 天麻植物

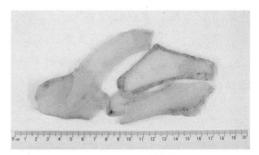
图2-86 天麻饮片

天麻味辛浓厚，微甘。

蛊虫为湿热郁结所化之虫。郁解则蛊虫无生存环境。

久服益气力，长阴，肥健：因为能够滋补肝肾之阴。

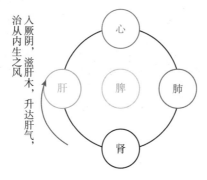
图2-87 天麻圆运动图

实践

天麻茎细，一茎独立，其形如箭，风吹不动，故名"定风草"。

块状根周边有十二个子根，通过非常细的根与母根相连，所以叫离母。

块状根茎，干燥后呈半透明，胶质状。顶端芽如鹦鹉嘴，中间有凹如脐。古谓能辟邪气，所以叫鬼督邮，杀鬼精物，蛊毒，恶气，与性味辛温也有关系。

肉质根茎，滋补肾水，涵养肝木，辛散可以祛风邪，用来治阴虚生风。

丹 参

一名郄蝉草。味苦，微寒，无毒。治心腹邪气，肠鸣幽幽如走水，寒热积聚，破癥除瘕，止烦满，益气。生川谷。

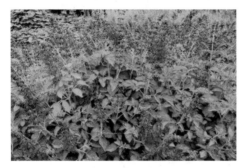 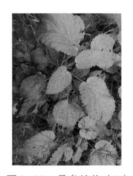

图2-88 丹参植物（1）　　　图2-89 丹参植物（2）

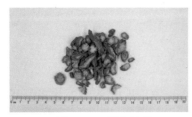 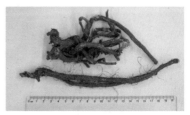

图2-90 丹参饮片　　　　图2-91 野生丹参饮片

味苦，微寒，无毒，色紫赤，入心，其性长于行血，能通血脉。

心腹邪气，肠鸣幽幽如走水：心腹积聚气滞血瘀造成的肠鸣。

寒热积聚，破癥除瘕：此为寒热积聚在经络、脏腑、血脉中，丹参入心脉，主宣通，可宣通积聚。

止烦满，益气：心火上炎而不能下降，故造成心烦胸闷，丹参性微寒，可降心火，故可治烦满。甘寒补阴，丹参也可益气。

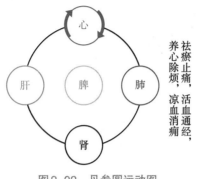

图2-92 丹参圆运动图

实践

丹参为多年生草本植物，方茎色赤，叶对生，有细毛；宿根入药，根皮紫赤色，里赤色；饮片色紫发暗，紫丹参。野生丹参，饮片皮里均色红紫，轻虚。种植丹参皮红里白，质重。

尝之有焦苦味，属火的味道，入心，微有甜味；微寒，凉降心火，养心，除烦。活血消痈。

丹参饮（丹参、砂仁、檀香），气滞血瘀造成的胸痛、胸闷可以用。气虚不足要配合补气补血剂。

蒺藜子

一名旁通，一名屈人，一名止行，一名犺羽。味苦，温，无毒。治恶血，破癥结积聚，喉痹，乳难。久服长肌肉，明目，轻身。生平泽或道旁。

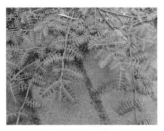
图2-93 刺蒺藜植物

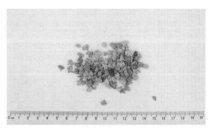
图2-94 蒺藜子饮片

属木，平肝疏肝，祛风明目，平肝散风。

形三角有四刺，有破坚积之功。

喉痹，乳难：咽喉痹阻，呼吸不畅，比如扁桃体肿大。也有暴发的喉闭，乃危机凶险之症，喉部忽然血肿阻塞气道，取蒺藜子之象以银针刺破，或在与对侧颈后刮痧刺血即破，古书载又名"锁喉痧"，后以蒺藜子煮水服。

乳难：气血积聚不通，可用蒺藜子，破坚通散，使之畅利。

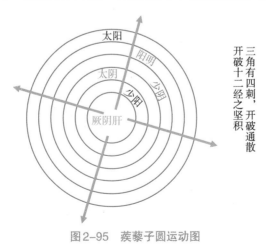
图2-95 蒺藜子圆运动图

实践

蒺藜子，为蒺藜植物的种子入药，全国都有分布，生命力强。成熟后会裂分开来，每个种子，三尖四刺。

饮片呈青白色，生三尖四刺，其象可知能够破散结聚之气。类似的药还有皂角刺，都是通利、破坚的药。

一般用生的，取开通之功。

可配何首乌一起用，名定风丹，可治疗由血虚气滞引起的皮肤疾病。

黄 芪

一名戴糁。味甘，微温，无毒。治痈疽，久败疮，排脓止痛，大风癞疾，五痔，鼠瘘，补虚，小儿百病。生山谷。

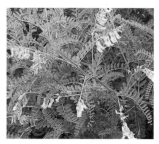
图2-96 黄芪植物

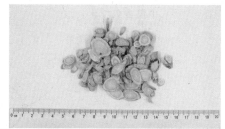
图2-97 生黄芪饮片

实践

叶子像槐树的叶子，开花黄色。种子是沙苑子（另一种是白蒺藜的种子）。

有野生黄芪、种植黄芪。

产于山西、内蒙古者质量好，皮质绵韧，名绵芪、北芪。

野生的黄芪可长三四尺，甜，有些粉性，很容易生虫、发霉。

取一片尝之味甜不甚，有粉性感觉，咀嚼有绵软感，顿觉气力增加。补气的作用明显。渣如棉絮。

种植黄芪尝之甜味浓，渣比较硬。没有明显力增感。

现在黄芪有一年生，多年生。药效参差不齐。

真正的气虚必须用野生黄芪。

取饮片放口里，闭目养神，感受一下，温暖，甜，气往上升。

它作用在左半部分往上升，在中间、右半部分升的部位也起作用。作用于圆运动中往上升的部位。

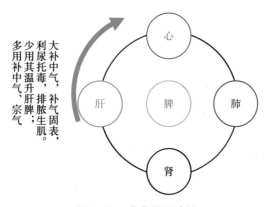

图2-98 黄芪圆运动图

甘味补脾、肾，根能补进肾。甘味温升，就能作用到中间脾。能够补中气。服后气力增加，中气足了往四面八方发散。中气是四象之母，肝心脾肺肾气虚都能补到。

补虚，所以能够治疗久败疮（生疮日久气虚，往内塌陷，气不足了）。

治痈疽：中气足了，痈疽腐肉快速化脓，排出去就好了，排脓止痛。

大风：麻风病。

癞疾：头上长癞子疮，溃烂之后，不生头发。

五痔：痔疮，原因有以下几个方面。

1.肝肾不足：肝升的不足，就往下陷，木轮往下，血往下走，用黄芪、当归，温升，血气往上升，不下陷，痔就痊愈了。肾司大小便，大小便的问题通常与肾有关。大补中气，补气固表，利尿托毒，排脓生肌。

少用其温升肝脾；多用补中气、宗气，宜久煎。

属土木。

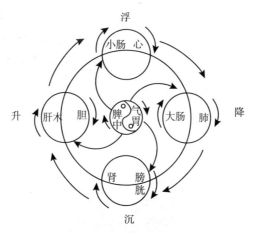

图2-99 圆运动五脏气机运旋图

这个图要烂熟于胸，所有的病与这个图要联系起来。

2.肺、大肠：有些热疾，大肠热，肺经不足，也能造成痔疮。

肛门，魄门属于大肠合肺。肺里的宗气不足，也可以有痔疮，甚至脱肛。

3.中气：整个中气土轮往下，中气下陷，也会脱肛，小肚子会鼓凸起来，也可以用黄芪升下陷的中气。

痔疮大部分是不升之病。

上火的人用黄芪要慎重。肺金敛降不足的人不宜用生黄芪。

肉苁蓉

味甘，微温，无毒。治五劳七伤，补中，除茎中寒热痛，养五脏，强阴，益精气，多子，妇人癥瘕。久服轻身。生山谷。

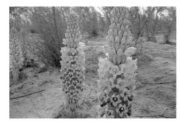

图2-100　肉苁蓉植物

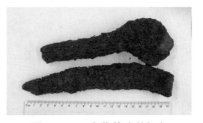

图2-101　肉苁蓉（整根）

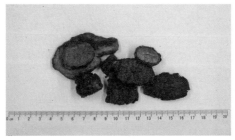

图2-102　肉苁蓉饮片

肉苁蓉味甘，可补肾之体，滋水涵木；气温可助肝木升发。

治五劳七伤：五劳，即肺劳、心劳、肝劳、脾劳、肾劳；

七伤即为食伤、忧伤、饮伤、房室伤、饥伤、劳伤、经络营卫气伤，肉苁蓉味厚，补肾体，可补肾中之精、元气，元气充足，则可治五劳七伤之病。

肾精充盈，能强阴，益子。

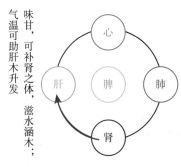

图2-103　肉苁蓉圆运动图

实践

产于新疆、内蒙古、青海、陕西的沙漠中。

是一种寄生在沙漠树木梭梭根部的寄生植物，地下肉质茎入药。开花前采挖。根部留1~2指，还能再生。

有肉苁蓉、草苁蓉。草苁蓉质硬如木，不堪入药。

鲜的肉苁蓉，皮色黄红，肉黄白。晒干后，呈棕褐色，易受潮变软。

切片时，靠近中下部质致密，棕褐色，有许多白色的点，有糖的结晶。软韧。尝之甜，味厚。很好吃。

尝到咸味是加了盐炮制，不是药材本身的味。

可以经常服用，治疗五劳、筋劳、骨劳、虚赢。

除茎中寒热痛：2007年治一例非典型肺炎后遗症见小便茎中痛，服肉苁蓉后痊愈。

巴戟天和肉苁蓉，补而不燥不腻。

常服可以治老人便秘。

防 风

一名铜芸。味甘，温，无毒。治大风头眩痛，恶风风邪，目盲无所见，风行周身，骨节疼痹，烦满。久服轻身。生川泽。

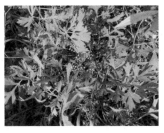

图2-104 防风植物

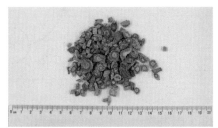

图2-105 防风饮片

味甘、辛、气温。升阳气敷布于太阳经，又通行脾胃二经。《本草乘雅半偈》曰：黄中通理，鼓水谷之精，以防贼风之来，命名者以此。

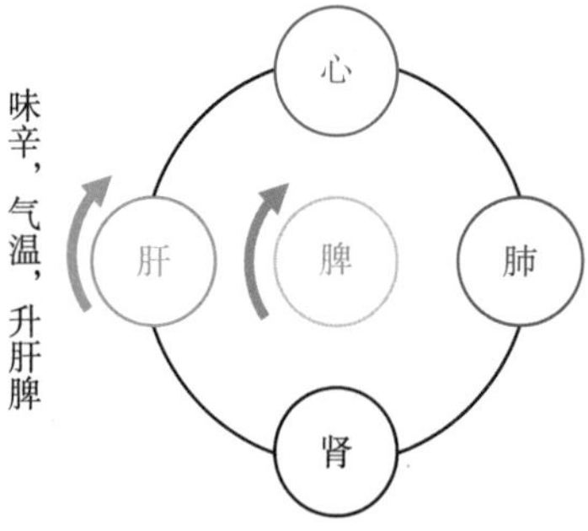

味辛，气温，升肝脾

图2-106 防风圆运动图

实践

防风开花如同胡萝卜开花一样。

饮片皮内有一个圆，内呈金黄色，外圈呈黄褐色，质地松软。《本草乘雅半偈》曰：质黄，具中土之色。甘温，专中土之味。盖土德惟馨，芳香齐达，拒诸邪臭，故头目身首有风，尚未入藏者，能从中拒撤之。

治大风头眩痛，恶风风邪，目盲无所见，风行周身，骨节疼痹，烦满：防风之味为甘，可入脾肾，补土培木，入于下焦可滋水涵木，其气温，使气外达于卫。但常用，有耗散真气之弊。常与补气药同用。如常用方玉屏风散。

另外，防风可用于解乌附之毒，效果最快。

蒲　黄

味甘，平，无毒。治心腹膀胱寒热，利小便，止血，消瘀血。久服轻身，益气力，延年，神仙。生池泽。

止血化瘀，通淋。

香蒲

一名睢。味甘，平，无毒。治五脏心下邪气，口中烂臭，坚齿，明目，聪耳。久服轻身，耐老。生池泽。

通利小便，凉血润燥。

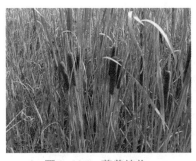

图2-107　蒲黄植物

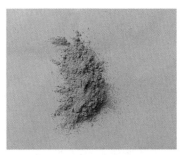

图2-108　蒲黄饮片

治五脏心下邪气，口中烂臭：蒲草是水生植物，味甘凉平，茎叶轻虚无节，高八九尺，能把水气上承，治热邪；所以坚齿，明目，聪耳。

用香蒲和石韦，可以治疗热淋，治心腹膀胱寒热，利小便。

甘入脾、肾；平：凉平，入肺，可清肾中和膀胱中邪热，所以能够作用于肺和脾，下降到肾。有膀胱癌辨证为热淋以此治愈的案例。

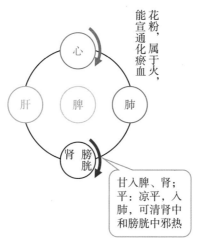

图2-109 蒲黄圆运动图

实践

香蒲南北都有，香蒲是水里的植物，可以做席子和蒲团。

蒲草的根非常甘脆可口，可补肾水，清肾中和膀胱中邪热。

叶子高出水面两三米，从根到尖没有节，中间是通的，不像芦苇中间是有节的，柔软。所以它能通，能升能降，能把在下的水气上达。

香蒲的花粉就是蒲黄，开花季节很容易采收，磕一下，花粉就全下来了，有香气；开花季节，风一吹，蒲黄粉到处飘荡。花属火，能够交泰水火，防止上焦的火炎上，能够止上焦的血。

花既能宣通心火，消瘀血，又能止血。既能通，又能降。

止血，有时炒成蒲黄炭。

蒲黄，还能止中焦、下焦的血，而且不留瘀。

王清任之《医林改错》中的少腹逐瘀汤，用于治疗产后、妇科瘀血。

甘平，平是指凉平。水里的物产，大多与肾有关（如泽泻、菖蒲）。

续　断

一名龙豆，一名属折。味苦，微温，无毒。治伤寒，补不足，金创，痈伤，折跌，续筋骨，妇人乳难，崩中漏血。久服益气力。生山谷。

补肝肾，续折伤，止崩漏。

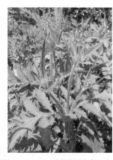

图2-110　续断植物（1）

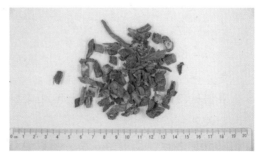

图2-111　续断饮片

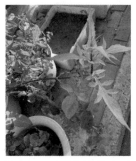

图2-112 续断植物（2）

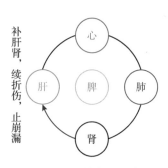

图2-113 续断圆运动图

实践

连属，筋骨断了，还能连起来，叫续断。续断长得像筋一样韧。

续断植物的品类不一，历代争议颇多。桐君言是蔓生，叶似荏，产自四川。苏恭、苏颂皆言叶似苎麻，根似大蓟，李时珍言：秋冬间生苗，干四棱，叶似藿香又类苎麻，两两相对而生，至春开花，其花及子似益母草。紫茎者花红，白茎者花白，根如大蓟，在处有之。今之川续断。又有南续断，又名接骨草。入药部位是根。

尝之，苦，温，甜，没有辛。

温对应的是肝，肝属于筋。

苦，温通心火，宣通。

在圆运动的相位中，在从肾肝到心这一段，温升，通血脉。

妇人乳难，用之通。

补肝肾之体，能宣通血脉，所以能够治疗金创、痈伤（气血不能流动，郁而化热）。

止崩漏，肝肾都虚，升发之力不足。肝可以把血往上升，往上升发之力不够，反而下陷，血往下走，在女性就是漏下，在男性就是痔疮下血。

补筋，益气力。

川续断饮片（黄色）和川牛膝（更深、褐色）很像。

使用时须配合补气补血药同用。

决明子

味咸，平，无毒。治青盲，目淫，肤赤，白膜，眼赤痛，泪出，久服益精光，轻身。生川泽。

清肝明目，润肠通便。

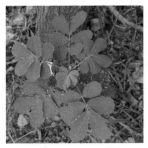 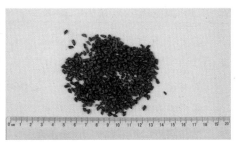

图2-114　决明子植物　　　　图2-115　决明子饮片

目淫：眼睑溃烂流水。

肤赤：皮肤红，上火的表现。

白膜：白内障。

青盲：青光眼。

眼赤痛：红肿，痛，这些症状属于相火炎上，不能降敛于下。

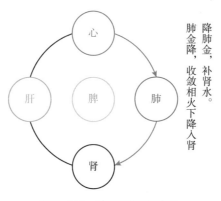

图2-116　决明子圆运动图

实践

决明子，豆科植物。叶子像花生的叶子，高数尺；花黄色，结豆荚，种子平行四边形，秋天成熟。

尝之，有豆子味道，淡淡的咸味，这就是本草经所定义的咸味。

降肺金，补肾水。肺金降，收敛相火下降入肾。

咸：入肺、心。

平：凉平。

嘴里有凉爽的感觉，用嘴呼吸，感觉有点薄荷一样的凉爽。

凉降，敛降肺经，也能降心火。降可以制约升，能够制约肝胆的热性。

春天慎用。

相火上递引起的症状，一般不应该清，而是降。定在之热才需要清。

有些上火症状，是人身体的火不在正常位；就像做饭时，如果火的位置太靠上了，不在锅底，煮不熟饭，而且把锅盖都要烧了，就是上火；把火降到正常位置就可以了。

决明子治疗这些上火的症状，是因为其能够降火，而不是清火。

五味子

一名会及。味酸，温，无毒。主益气，咳逆上气，劳伤羸瘦，补不足，强阴，益男子精。生山谷。北方者佳。

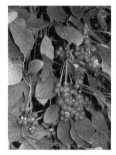

图2-117 五味子植物

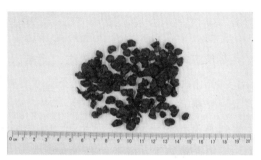

图2-118 北五味子饮片

益气：气耗散减少了，就是益气了。

酸、咸、辛：都与肺有关，所以五味子对肺的作用最强，治咳逆上气。

肺能敛降，肺金是肾水之上源，肾生精气，所以强阴，益男子精。

收敛固涩，益气生津，补肾宁心。

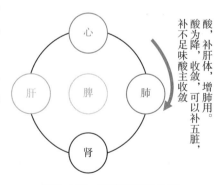

酸，补肝体，增肺用。
酸为降，收敛，可以补五脏，
补不足味酸主收敛

图2-119 五味子圆运动图

实践

五味子有北方产的辽五味子和南方产的南五味子。

辽五味子，紫红色，闻起来，辛酸。肉厚，不易晒干，油油的，有白霜，质量好。南五味子色红。

酸苦辛咸甘，五味俱全，以酸为主。

酸为降，收敛，可以补五脏，补不足。

酸，补肝体，敛降肺金。

收敛，从外往里收，比如兴奋发散的状态，可以收回去。

酸温能作用到肝，敛肝，减少疏泄。

尝之：含在舌上，慢慢有酸的味道，然后辛味也有了，口腔里面很温暖，酸味越来越严重，嚼后，果肉有甘味，咸味出来了，苦味也出来了。待果肉完全化了，超级酸的。

把肾形的种子咬破，味辛辣、苦，身上有热的感觉，腰部、后背到肩有热的感觉，能补肾气。感觉相火一下子就收敛下去了，下元也就热了，腰部也热。

内有两个籽。

酸甘化阴，辛甘化阳。

刘潜江云：五味之皮肉，初酸后甘，甘少酸多，其核先辛后苦，辛少苦多。然俱带咸味，大约五味咸具之中，酸为胜，苦次之。

旋 花

一名筋根花，一名金沸。味甘，性温，无毒。主益气，去面䵟，色媚好，其根味辛，治腹中寒热邪气，利小便。久服不饥，轻身。生平泽。

祛风止痒，止痛。

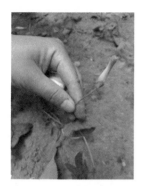

图2-120　田旋花植物

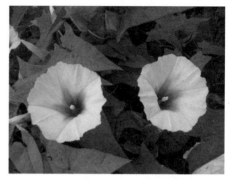

图2-121　田旋花

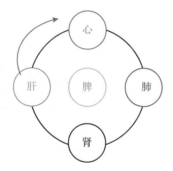

图2-122　旋花圆运动图

实践

田野里有很多旋花，四月的时候开花，闻起来有杏仁的味道，叶子形同狗耳朵，俗称狗耳秧，有的叶子细狭。根多年生，白色，长条状无节，根尝起来甘甜，有粉性。煮熟了有粉性，很好吃。

入药部位是它的花和根，花吃多了会拉肚子。花很像牵牛花，小，色水红，艳丽悦目。花蕾螺旋形，故名旋花。（牵牛花：叶子心形，闻起来有甜瓜的味道，吃后能引起剧烈腹泻）。

花是火，木气所化，对应心，如果是凉则降，温是助宣通。

去面鼾。心之华在面，旋花可以美容，令人色媚好。

甘温的气从脾升到心，宣通，使其华在面。

宿根，能够繁育；味甘补肾阴。辛，通利气机，治腹中寒热邪气。

兰　草

一名水香。味辛，平，无毒。主利水道，杀蛊毒，辟不祥。久服益气，轻身，不老，通神明。生池泽。

佩兰：芳香化湿，醒脾开胃，发表解暑。

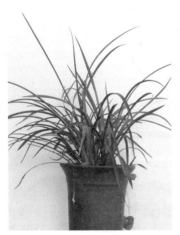

图2-123　兰草植物

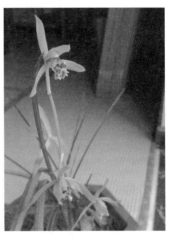

图2-124　兰花

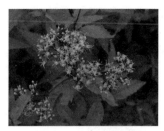

图2-125 佩兰植物

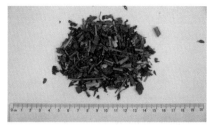

图2-126 佩兰饮片

实践

兰花的叶子，很飘逸。

山里的兰草，苗不大，空谷幽兰，清香的味道，缕缕幽远，高洁君子之象。

佩兰，方茎高数尺，叶对生，花紫色。地上部分入药。

芳香化浊，去蛊毒。

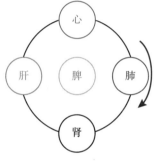

图2-127 兰草圆运动图

治饮食不节，积聚浊湿之气，困脾，比如2型糖尿病。如果湿浊在肝，易生蛊病，湿热生虫子，如乙肝、肝硬化（膨病）。

清香，清凉，湿热遇到凉平就化解了。

乙肝、丙肝，多是湿热郁结所生的小虫子，蛊毒；清凉芳香辛通的环境，郁热散开。

通常与藿香配伍使用。

蛇床子

一名蛇粟，一名蛇米。味苦，平，无毒。治妇人阴中肿痛，男子阴痿，湿养，除痹气，利关节，癫痫，恶疮。久服轻身。生川谷及田野。

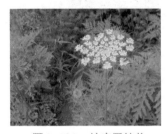

图2-128　蛇床子植物

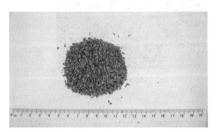

图2-129　蛇床子饮片

实践

蛇床子种子，很小，长约2毫米。

蛇常喜居草下，所以称蛇床、蛇床子。

苦：肾、心（焦苦）。

平：凉平，肺。

是一味在右凉降的药。

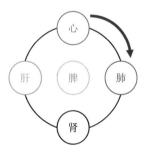

图2-130　蛇床子圆运动图

尝之，苦，辛香，凉降，舌有凉麻的感觉。

人体的左升右降，不是机械地说右边都是降，而是旋降，不是直降。

种子结在最上面，能作用于人体顶端，作用于上焦往下降。

凉降能清除湿热，能清除下焦的湿热和肝胆的湿热。

很多妇科病都是由湿热导致的，如宫颈糜烂、宫颈息肉，甚至长肿瘤（注：不是所有的肿瘤都是湿热）。

男子阴痿就是阳痿。

湿气久、郁会变成湿毒。湿毒生恶疮。

癫痫：蛇床子苦凉降，能治因相火不降之癫痫。

蛇床子、地肤子、苦参这三味药通常一起用，外用治疗皮肤病，下体湿痒。

地肤子

一名地葵。味苦，寒，无毒。治膀胱热，利小便，补中，益精气。久服耳目聪明，轻身耐老。生平泽及田野。

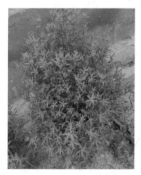

图2-131　地肤子植物

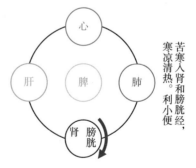

图2-132　地肤子圆运动图

实践

俗名：扫帚苗，嫩苗可以当野菜吃。

花有五瓣的，种子入药，是小小的五角星，花的颜色是黄色。

尝之很苦，气寒凉下降，刺激咽喉。

苦寒入肾和膀胱经。寒凉能清热，利小便。

用凉、寒可以止痒，用热也可以止痒。

蚊子也是湿热环境所化的小虫，伏天特别多。

凉降可以治疗湿热，蚊子叮咬，用叶子汁液涂抹可以止痒。

凉降是顺应自然的治法。芦荟、蛇床子、地肤子、马齿苋、仙人掌、虎皮兰等叶子都可以止痒（凉降祛湿热）。

止痒也可以用火。凉降条件不具备时，反其道也可以。用花椒、干姜、火烤、艾灸也可以止蚊叮之痒。

治病的方法不止一种，可以多角度思考，开阔思路。

膀胱经如果热，出现头痒、掉头发、秃顶、长疮疖、脂溢性皮炎等，用地肤子可以治疗。

景 天

一名戒火，一名水母花，一名慎火。味苦，平，无毒。治大热，火疮，身热，烦邪，恶气，花主女人漏下赤白，轻身，明目。生山谷。

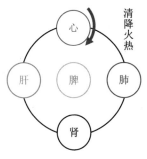

图2-133 景天圆运动图

实践

本药与蛇床子类似，也是味苦性平。用其叶子和花，用新鲜的药比较好。

蚊虫叮咬，包括蝎子叮咬，可以用叶子涂抹。

漏下赤白：用蛇床子可以，用景天的花更好，不仅能祛湿热，因为是花，有宣通的作用，还能化瘀。

景天植物特别容易成活，掐上一段插地里就能生长，旱涝均能适应。

茵　陈

味苦，平，无毒。治风湿寒热邪气，热结黄疸。久服轻身，益气，耐老。生丘陵坡岸上。

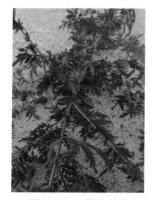

图2-134　茵陈植物

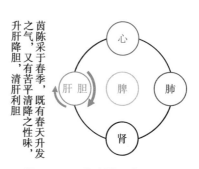

图2-135　茵陈圆运动图

茵陈采于春季，既有春天升发之气，又有苦平清降之性味，升肝降胆，清肝利胆。

实践

立冬前生苗，经冬缩蜷，立春发陈最早。长大了叫白蒿、黄花蒿。茵陈的苗，可以做菜，蒸炒皆宜。气清香，味比较苦。

茵陈与青蒿差不多，但是颜色浅一些，是绿色的。

藏茵陈，产于西藏，个小一些，多白毛。

"三月茵陈四月蒿，五月六月砍来当柴烧。"南北地理不同，黄河流域正月采收幼苗，茵陈；二月，黄花蒿；三月，当柴烧。

茵陈，正月采，木气，六气里面属于厥阴风木。

生发之气，利于肝。比如春天治乙肝，适合用春天的药。春天治疗肝病，不宜用秋气肃降的药。

它是治疗黄疸肝炎很重要的药。

百草霜（锅底灰）加茵陈，清肝利胆，可用于治疗乙肝。

青蒿，偏寒，可用于治疗疟疾。

中医是象数、取象思维。

对肝来说，春天如嫩苗，忌肃杀之气。如果用茵陈，有乍暖还寒的气息，里面具有升发之气，又具有凉降之气，是在肝木这一时空的凉降，不是整体的凉降。

春天养生，不可以用肃杀之气。

春天、秋天的发热，治疗方法不一样。初春慎用石膏，另外黄芩、黄连、黄柏、知母等也要慎用，除非有定在之热。

茵陈治疗黄疸，亦须辨证使用。正虚慎用。

王不留行

味苦，平，无毒。治金疮，止血，逐痛，出刺，除风痹内寒。久服轻身，耐老，增寿。生山谷。

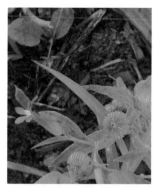

图 2-136 王不留行植物（1）

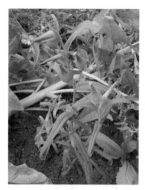

图 2-137 王不留行植物（2）

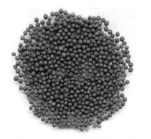

图 2-138 王不留行饮片

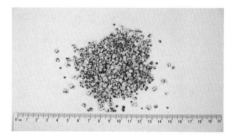

图 2-139 炒王不留行

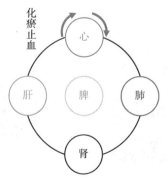

图 2-140 王不留行圆动图

实践

"金盏银台"，又称灯盏花。花在植物顶端，有5个花瓣，呈红紫色，如同灯盏。

另一种是麦蓝菜。药用种子，功效基本相同。

炒用的如同爆米花。

止血用鲜草和叶子。

王不留行花，也能活血化瘀。

产后瘀血导致的乳汁烧、乳难，用一味就可以通乳，用量30克起，气血不足者加黄芪。

王不留行既可以止血，又可以通经活血化瘀。既可以留，又可以行，出血能止，瘀血能行。

升 麻

一名周麻。味（甘）苦，平，无毒。主解百毒，杀百精老物、殃鬼，辟温疫、瘴气、邪气、蛊毒。久服不夭。生山谷。

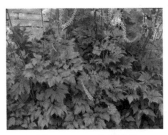

图2-141　升麻植物

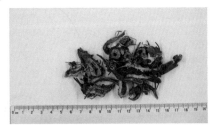

图2-142　升麻饮片

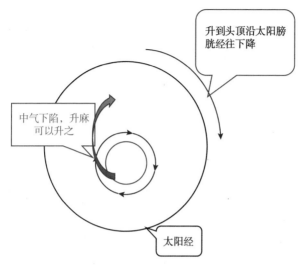

升到头顶沿太阳膀胱经往下降

中气下陷，升麻可以升之

太阳经

图2-143 升麻圆运动图

实践

升麻很像川芎、独活、羌活，都是三叶复出。根入药，质轻虚有孔洞，黑质白辐，纹理粗大且黑白相间，长得很丑，所以又称"鬼脸升麻"。

尝之气凉味很苦，感觉不到甜味，吃完会回甘，喝水都是甜的。

升麻味苦，又为根，可入肾；根有孔洞，气可畅通，呈黑色，入肾与膀胱，所以升麻能够入膀胱经。膀胱经循行于身后，起于目内眦，经攒竹向上至头顶，从头正中线两侧趋后背下行，络膀胱与肾，向下至外侧足部小趾尖，是"通天彻地"的一条经络，我们整个身体体表都属于伤寒六经中的太阳分野，而足太阳膀胱经是其中最长的，为一身之外卫。

升麻色黑，其中有向外辐射的"辐条"，呈现白色；"辐"

可交通表里之气。膀胱经同样是连接表（体表）里（肾）的经络，有水在其中循行。升麻质轻，可作用于膀胱经的上端，即颠顶。所以升麻能从里达外，从外入里，且色黑，如此可以交通膀胱与肾。升麻味苦，质地轻虚，能够引津液上达，使口中生津，并向外发散。因其形状类似辐条，所以既有发散也有收涩的能力。

其气凉，采集于秋季，有秋天的肃杀之气。

升麻可通上彻下，里外畅达于太阳经络，苦与凉降有肃杀之用，所以能"杀百精老物殃鬼，辟瘟疫瘴气邪气蛊毒"。蛊毒包括看得见的虫子与看不见的病毒，瘟疫殃鬼瘴气，皆是湿热邪气所化，都是升麻可治疗的范围。

升麻以其通里撒外气机的畅达来解毒，也因其长得像鬼，所以古人说其可辟毒疫温鬼。《伤寒杂病论》中有升麻鳖甲汤，就是用以解百毒，包括自然界中产生的毒疫温鬼、蛊毒、邪气、瘴气等。

因其轻虚能达太阳之表，能使肾中之气敷布于体表，形成一个坚强的保卫层，所以能辟瘟疫瘴气之类外来邪气的入侵，此之谓"正气存内，邪不可干"。

尝升麻时感觉除苦之外没有其他奇怪的味道，而且还能回甘，吃完后津液满口；尝时虽痛苦，但之后感觉尚可。

在使用升麻时，中气下陷会用升麻、柴胡向上升，但此时用量较小。

升麻也可以从膀胱经下降；经常用升麻来治疗一些流行病毒性感冒，如禽流感、甲型流感、猪流感等，只要出现头痛如劈的症状，用升麻会有很好的效果。升麻的作用有升有降，可以杀百精老物殃鬼（在过去没有显微镜的时代，忽然生病，会认为是由殃鬼所致），解百毒。

对药的认识，要切实体会。

牡 桂

味辛，温，无毒。治上气咳逆，结气，喉痹，吐呕，利关节，补中益气。久服通神，轻身不老，生南海山谷。

菌 桂

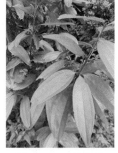

味辛，性温，无毒。治百病，养精神，和颜色，为诸药先聘通使。久服轻身，不老，面生光华，媚好常如童子。生山谷岩崖间。

图2-144 桂植物

桂 枝

樟科肉桂树。有木桂、筒桂、小桂、岩桂等。产于中国海南、越南。

牡桂树皮入药是板桂、肉桂。皮薄，树皮入药是桂皮、官桂。

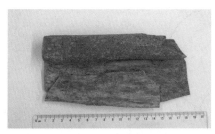

图2-145 肉桂饮片

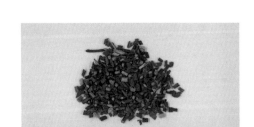

图2-146　桂枝饮片

肉桂皮厚,颜色皮表黄褐色、内层紫褐色。内层用指甲可以掐出油,油层越厚越好。最好的是紫油桂。

桂树的嫩树枝入药是桂枝。治上气咳逆,结气,喉痹,吐呕,利关节。

味辛性温,能从里到外温散,发散荣气,温太阳之表。

桂枝,从肝木升发至心火,治疗心悸动。桂枝甘草汤,治疗心阳不足。

油桂,能温暖肝肾之里。

闻起来,辛香,尝之,甘甜中有辛辣味,气温热。吃黄豆大小一粒,甘味厚,温性非常强。紫油桂粉1克冲服,几分钟后,足膝都是温热的,能够温暖下元,治疗足膝冰冷。

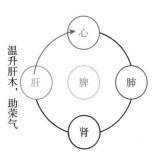

温升肝木,助荣气

图2-147　桂枝圆运动图

同样是辛,芥末是往上走,到达鼻腔等;而肉桂是向下走,可温命门之火,治疗足膝冰冷、小腹寒凉等,其气味厚重。味厚者下行。

尝桂枝,甜味,接近肉桂味道,但是味薄,下降的力量弱,气窜到眼眶上面,往外发散,气比较轻薄。肝到心,往上升发,身体由里到外，发散。

槐　实

味苦，寒，无毒。治五内邪气热，止涎唾，补绝伤，五痔，火疮，妇人乳瘕，子脏急痛。生平泽。

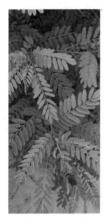

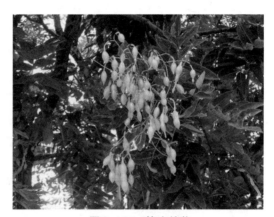

图2-148　槐植物　　　　　　图2-149　槐实植物

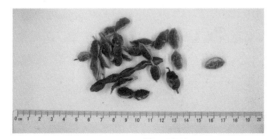

图2-150　槐实饮片

实践

国槐：果实槐角及花蕾槐米入药，叶子绿的发青黑，很少

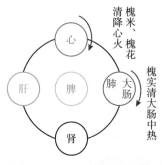

图2-151 槐实圆运动图

长虫，黑槐树，寿命很长，几百年上千年，木头非常坚实，黑色发绿，有点像绿檀。国槐花是苦的，花蕾槐米是苦的，治疗肠风泄血。

刺槐：槐花可以做菜吃，甜，香，凉。

国槐的果实槐角，长的像豆角，水分多，黏，透明偏绿，很难干燥，像胶一样。种子掰开来，像豆子，有豆腥味，就是植物类药的咸味。

苦寒之药可以治五内邪气热。槐实可以补肾水，助封藏，所以可补绝伤，止涎唾，涎唾是水不能封藏。五液皆属于肾。

火疮，痔疮：痛、痒、流脓水，下血等症。妇人乳瘕，子脏急痛，属热证者可以用。

崩漏，痔疮出血，大多数是因厥阴风木下陷化热所致，用槐实炭。

槐实还可以清大肠经的热。在上的邪热出血，可以用槐花、槐花炭。

古有服食槐实养生的方法，言其补肝肾、乌须发。

枸 杞

一名杞根，一名地骨，一名枸忌，一名地辅。味苦，寒，无毒。治五内邪气，热中，消渴，周痹。久服坚筋骨，轻身不老。生平泽及诸丘陵坂岸。

枸杞果：滋补肝肾，益精明目。

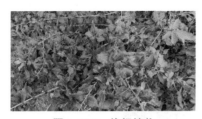

图2-152 枸杞植物

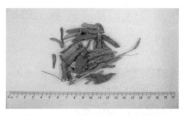

图2-153 枸杞根——地骨皮

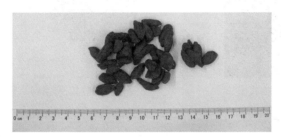

图2-154 枸杞子

实践

枸杞的根皮称地骨皮。

产地：宁夏（黄柄）、新疆（果肉特别厚，特别甜）。

地骨皮苦寒，有清热之功，可治疗热中导致的消渴、消食。

枸杞的芽还能做菜。春天采其嫩尖，食之非常美味，又能助肝木之生发，是养生之品。

花是紫蓝色的。子甜根苦。

枸杞果：枸杞子味甘性温。色鲜红，有至阳之色，补肾中之坎水。可以久服，健筋骨，轻身不老。

柏　实

味甘，性平，无毒。治惊悸，安五脏，益气，除风湿痹。

久服令人润泽，美色，耳目聪明，不饥不老，轻身延年。生山谷。

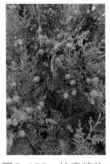

图2-155　柏实植物

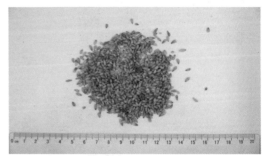

图2-156　柏子仁饮片

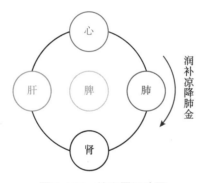

图2-157　柏实圆运动图

实践

柏树得金气最盛，经冬不凋。千年不老。木质至坚，辛凉芳香，诸虫不蛀。

柏实晚秋成熟，柏窠中有籽数枚，柏树子去硬壳，就是柏子仁。含藏天气地味的精华，能补少阴精气，特别能补肺肾之精气。

柏子仁，色白偏黄，味甘性平，辛凉芳香，富含油脂。味美。可润补凉降肺金。肺藏魄，所以可以治惊悸、安五脏。

肺主皮毛，久服令人润泽，美色。

凉降肃降之气，能除风湿热痹。

益气：肺主气，所有的气皆属于肺，肺气足，即宗气足，说话声音洪亮，气息悠长。

柏树是凉平性植物，冬不落叶。侧柏叶，可以降肺金，治疗鼻衄、口腔溃疡、上火等。

肺金收敛能够止汗：可用治自汗、虚汗。

润肠：富含油脂，能润泽肠胃；肺与大肠相表里，能润肺和大肠。

茯　苓

一名茯菟。味甘，平，无毒。治胸胁逆气，忧恚，惊邪，恐悸，心下结痛，寒热烦满，咳逆，止口焦舌干，利小便。久服安魂魄，养神不饥，延年。生山谷大松下。

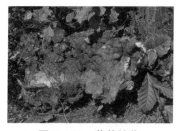
图2-158　茯苓植物

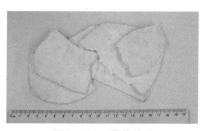
图2-159　茯苓饮片

实践

茯苓为寄生在松树根上的地下菌类。

尝一下，味淡，微甘，微苦。

味淡，性平，在体内能够通达无碍。

我们呼吸的空气没有味道，在体内能够在一呼一吸之际，通达每一个脏腑经络、四肢百骸；我们喝的水味淡，能够很快濡润至周身，并且很快就能代谢排出体外。

凉平，色白，作用在肺。

茯苓生于土中，松之余气所化，皮褐赤，肉白或赤，可以入五脏，安五脏之神。

茯苓，去掉草字头，即"伏的命令"。肺是相傅之官，肺金传递一个伏的令，其他脏腑就执行。

茯苓可以调节神，使五脏的神安定、伏藏；可以安魂魄、养神；治疗忧恚，惊邪，恐悸，烦满。茯苓中有木者，名茯神，可以安心神。

降伏热、湿；湿热在天为季夏暑气。三伏天，是把在上的阳气伏藏于下，最后伏藏于地下，伏藏于水中。起伏的时日是夏至后第三个庚日（金日）伏下去热气。象兑卦。

茯苓，使金气下降，使在上的湿热凉降为水，止口焦，烦闷，治疗胸胁逆气。

茯苓味淡，善于通利渗泄，能够燥湿利水。

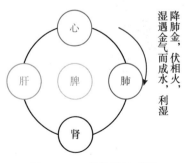

图2-160 茯苓圆运动图

辛 夷

一名辛矧，一名侯桃，一名房木。味辛，温，无毒。治五脏身体寒热，风头脑痛，面䵟。久服下气，轻身，明目，延年，耐老。生川谷。

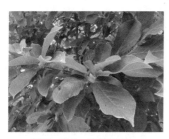

图2-161 辛夷植物

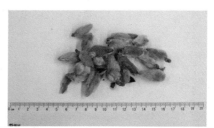

图2-162 辛夷饮片

实践

玉兰花，春节前后，生机萌动，枝头花蕾形如毛笔头，故名木笔花。去外皮，里面有一层层花瓣雏形，非常芳香，尝之，辛，芳香，麻口，苦。能使气温散于头面，祛面䵟；能够驱散风寒之邪气，治因受风而致的头脑痛。通达鼻腔，治疗鼻塞不通。

正月、二月，先开花，后长叶子。也有一种玉兰树，经冬不凋，夏天开花。

春初天气还较冷的时候开花，禀春阳之气以生，辛温气升，治疗寒邪闭阻。

入肺宣散风寒，辛温香窜气烈入鼻入脑，开通寒闭，通窍。肺开窍于鼻，风寒之邪客于太阳经鼻部，则鼻塞；客于太阳经深层，则头脑痛。

治气机阻遏所致的五脏身体寒热。

肺金降机不足的人，慎用辛夷。

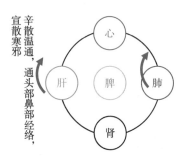

图2-163　辛夷圆运动图

杜　仲

一名思仙。味辛，平，无毒，治腰脊痛，补中，益精气，坚筋骨，强志，除阴下痒湿，小便余沥。久服轻身，耐老。生山谷。

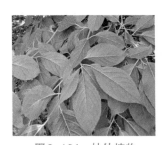

图2-164　杜仲植物

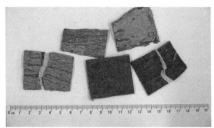

图2-165　杜仲饮片

实践

杜仲树的皮入药，横竖都有白丝，皮厚丝多者佳。

尝之味辛，苦，气凉平。咀嚼后余渣如绵。

取象比类，杜仲的叶子、树皮扯断有白丝相连，如筋；其象收束。入带脉，补肾肝。

肝肾虚带脉不收束之病，可以用杜仲，如小便余沥、失禁、遗尿，漏下，遗精，皆是固摄无力的症状。

可以固胎安胎。

可治腰脊痛，补中，益精气，坚筋骨，强志。

辛、凉平，主收降，除阴下痒湿。

桑上寄生

一名寄屑，一名寓木，一名宛童。味苦，平，无毒。治腰痛，小儿背强，痈肿，安胎，充肌肤，坚发齿，长须眉，其实明目，轻身，通神。生川谷桑树上。

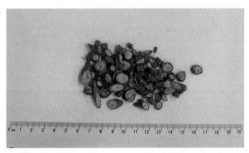

图2-166 桑寄生饮片

实践

桑寄生是桑树寄生的植物。

饮片是柔软的，黄绿色。

较苦，凉。

寄生植物如菟丝子，可以续绝伤，桑上寄生也有这个功能。

桑树乃箕宿之精，桑寄生能夺其精气，补肝益筋。

安胎，桑树上的寄生植物，取象比类妊子。肝肾足则能安胎。精气外达则充肌肤。精气内足则发齿坚。精气外达而充肌肤，则须眉亦长。

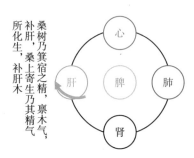

桑树乃箕宿之精，禀木气，补肝，桑上寄生乃其精气所化生，补肝木

图2-167　桑寄生圆运动图

女贞实

味苦，平，无毒。主补中，安五脏，养精神，除百疾。久服肥健，轻身不老。生川谷。

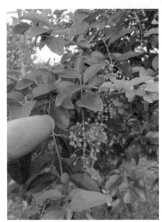

图2-168　女贞子植物

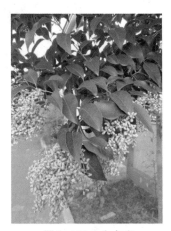

图2-169　女贞实

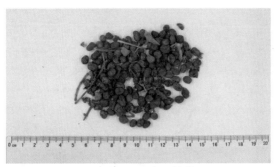

图2-170　女贞子饮片

滋补肝肾，明目乌发。

实践

女贞树经冬不凋，树有两种，一种树木高大，叶大而厚；另一种小乔木，叶小，柔软，小女贞子色紫褐，味甘更佳，补肾水。

五月开细花，色青白，芳香；生青如小葡萄，冬天成熟，色黑，苦有点甜。

冬至采女贞子，小女贞子，色黑粒圆小，香甜可口，微苦。大女贞子，皮黑色，里面的种子是弯弯的，肾形。味苦较重，有甘味，苦、凉平，补肾水。

嚼烂了，苦，凉，香。

药材市场上的女贞子，多是青的时候采的，晒干了形似肾，味苦。

二至丸，夏至日采旱莲草，合在一起，治脱发，补肾阴，水火交济。

补肾水，能封藏，所以肥健。

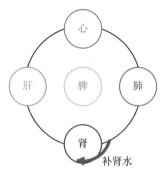

图2-171　女贞子圆运动图

橘　柚

一名橘皮。味辛，温，无毒。治胸中瘕热，逆气，利水谷。久服去口臭，下气，通神明。生川谷。

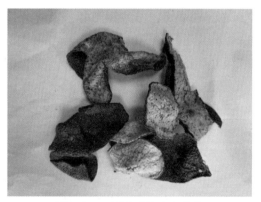

图2-172　橘皮（陈皮）饮片

陈橘皮：理气健脾，燥湿化痰。

橘络：宣通经络，顺气活血。

橘核：行气散结，止痛。

实践

橘皮：越陈越好，陈皮，一般用2~3年以上的。放久了，就会越来越黑，香的味道越来浓。

尝之气味芳香，辛窜，温暖。

芳香的味道，可以祛浊，所以去口臭，通常是胃中有积滞导致的口臭。

治疗胃中有积滞，辛属木，能疏土。陈皮是陈了很久的，胃中积滞也是陈了很久的，可以对治。

橘核、荔枝核：温补肾阳，治疗疝气，小孩阴囊积液、睾丸肿大；温寒散结，治疗乳房肿大结节、子宫肌瘤等。用它温通时，一般用炒的。

橘丝络，辛能通，治疗络脉里面的痰。

柚子皮，也可以用，可化痰，降逆等。

化橘红，产于化州。化痰力大。

陈皮不能多用，多用则损伤中气，把中气都辛散出去了，过于虚弱的人不能用。芳香发散的药，对中气涣散的人不能过多使用。

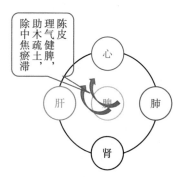

图2-173　陈皮圆运动图

大　枣

味甘，平，无毒。治心腹邪气，安中养脾，助十二经，平胃气，通九窍，补少气，少津液，身中不足，大惊，四肢重，和百药。久服轻身长年。叶覆麻黄，能令出汗。生平泽。

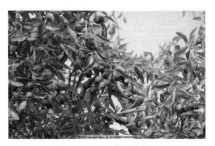

图2-174　大枣植物

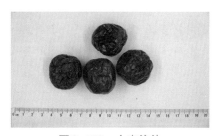

图2-175　大枣饮片

实践

大枣亦药亦食。中原地区很多，四月开小花，黄色，五角形，花蜜甘甜，枣花蜜可以炮制甘草、黄芪等。果实八月成熟，干燥后性温。

颜色紫红，属于心火的颜色，非常甘甜，是肾水的味道，所以是水火既济的药，水火既济就在中土。甘入脾、肾。

入脾，补益中气，安中养脾，平胃气。补少气，补津液，身中不足，助十二经。

味厚重，肉质多，糖分多，和百药，可以做药丸的调和剂。甘缓能中和猛烈之药，如《伤寒杂病论》十枣汤中，用大枣调大戟、甘遂、芫花之猛烈。

大枣温补脾肾之阴。

枣仁，补脾养心，安心神。枣的种仁，富含油脂，封藏少阴精华，补心肾。

酸枣仁，为酸枣（枣的另一种类，皮薄，味酸，个小）的种子，味酸，可养肝宁心、益阴敛汗，治虚烦不眠、惊悸怔忡、虚汗等病。治疗不眠可炒用。

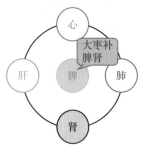

图2-176 大枣圆运动图

丹 砂

味甘，微寒，无毒。治身体五脏百病，养精神，安魂魄，益气，明目，杀精魅，邪恶鬼。久服通神明，不老，能化为汞。生山谷。

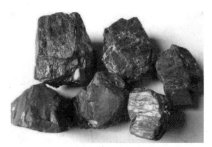

图2-177 丹砂

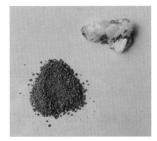

图2-178 丹砂饮片

实践

丹砂以辰砂为上，出辰州。生白玉床上，色红艳晶莹如石榴籽。

丹砂是天然矿石，生于山谷，在山中有丹砂矿。先有岩石，再有丹砂床（白玉床），然后床上生出丹砂；丹砂的生长非一日之功，而是经历了上万年的积累。若"床上"生出如石榴籽般晶莹剔透的半透明丹砂，是上好的极品。现在因为采矿严重，天然的纯矿石丹砂已经不好找，所以它非常珍贵。

有的山上产类似朱砂成分的石头，都是碎颗粒，有时会采来当作颜料。石窟中的壁画，百千年都不褪色，用的就是纯天然的矿物颜料。

丹砂从坚固的石头中长出，有至阳之色，质地重。色红主要入心，也可入肾（肾水为至阳之色），可降心火，入肾水，使坎离交媾。重镇能够安定神志。

丹砂又属于金石类入肺。丹砂治病取其气而非其质，有时佩戴就可镇惊安神。天地之气经年累月孕育出的丹砂蕴含的能量非草木五谷一季包含的所能相比。精气用以滋养五脏中的神，过去有人患无端惊恐之症，目如见鬼，幻视幻听，人以为中邪，请符驱鬼，其符是朱砂所画，所以起作用。朱砂以重镇至阳之气作用于人的心神，对治疗精神分裂、幻视幻听、疑神疑鬼等精神类疾病很有效。

人身中有五神，神魂魄意志，分别住在心肝肺脾肾中，用药要直接作用于神，若神不安定，不安其位，会出现各种类型的精神疾病。很多药只是治疗有形的身体，比如肉苁蓉、木瓜等能补肝，但不能安定肝中之魂。神不安时无法用普通的药物，要用一些几乎与天地同寿的石头类，重镇安神的金石类。有一味中成药叫安宫牛黄丸，即在丸子外面裹了一层朱砂衣，心为心神之宫，朱砂即起"安宫"之用，使心神安定，配以麝香、冰片开窍醒神。人昏迷不醒，奄奄一息时，用一粒安宫牛黄丸，就可能使其暂时清醒。

当神识不安其位时，金石类药物可用其气势来重镇安神：安心神可用朱砂、安肾志用磁石、安肝魂用龙骨、安肺魄用牡蛎、安脾意用代赭石等。曾经有一位老人神志出了问题，眼神恍惚，睡不着觉，躺下后总听到身体中有几个人在说话，觉得自己被邪魔附体，找人画符也不管用。诊脉发现其神不在其位，告诉他这并非是附体，而是心肝脾肺肾中的五神从各自的"府第"中被逼出，就给他方中开了五种石，他服后神就能够聚在一处。

人的心神确有其事，并非迷信。比如小儿突然受到惊吓会哭闹不寐，发热，腹泻绿色粪便，这就是常见的"吓掉魂"，魂不在其位。这种情况可以叫魂，安抚其神，使其安位。如果不治神而只是治疗身体，是没有效果的。经常掉魂可佩戴用朱砂装点的饰物如项链、手镯等，或用布囊盛些丹砂挂于床头，以镇惊安神，小儿就不容易受到惊吓。

丹砂的益气明目之功并非可以补益，而是能够使精神内守；神气内守，则被害妄想、幻视幻听等精神障碍就会消失，如此则可"杀精魅邪恶鬼"，因为所有的东西都是在心前化现出来的。丹砂有至阳之色，类似地下的岩浆，阳气盛则阴邪不生。

朱砂是炼制丹药重要的一味，丹砂经过炼制后会炼出汞，俗称水银。

化学合成的丹砂，与天地孕育所生的丹砂完全不可同日而语；中医用的是其气和味，而不是其化学成分。化学合成的东西大多是有毒的。化学合成的汞或硫黄也不要作为药外用。

云 母

一名云珠，一名云华，一名云英，一名云液，一名云砂，一名磷石。味甘，平，无毒。治身皮死肌，中风寒热，如在车船上，除邪气，安五脏，益子精，明目。久服轻身，延年。生山谷山石间。

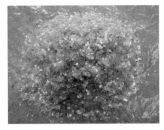
图2-179　云母石

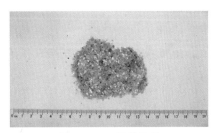
图2-180　云母饮片

实践

云母矿石，闪闪发光，一层层的，非常薄，尝起来有明显的凉的感觉。

透明的大的，古人用来做窗户和屏风，透光，但是看不清。这种云母非常坚硬、撕不破。

软的容易掰断的，入药。现在使用云母比较少。

地气上为云，天气下为雨。地气上腾为云的地方，易产云母。色正白者佳，内有赤青黄均可用，色黑暗斑者不可入药。

云母下面是阳起石（能够让阳气升起来的石头），有的为青色，质地重。

云母是金石类的药，属于金，性降敛。

甘，石头类的药甘味不明显，没有苦味，就算甘了。平是凉平。作用于肺。

肺主皮毛，所以治身皮死肌，中风寒热，除邪气，如在车船上晃动、头晕。

肺是华盖，保护五脏六腑，所以安五脏。

肺肾是一家，肺降，下元充足了，肾水充足了，所以益子精，明目。久服轻身，延年。

肺气弱不能敛降，可以用云母。

云母可止汗，治疗盗汗等。

治疗皮肤病（肺主皮毛，光滑）。

治疗眩晕。

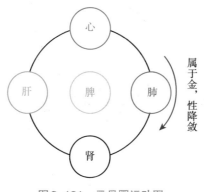

图2-181　云母圆运动图

石钟乳

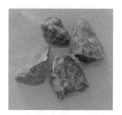

一名留公乳。味甘，温无毒。治咳逆、上气，明目，益精，安五脏，通百节，利九窍，下乳汁。生山谷。

温肺助阳，平喘制酸。

图2-182　钟乳石

实践

生岩穴，水滴溜结而成，故以乳名。色白净、轻薄中空者佳。白色，金石类的药属于肺金，质地重，往下降。把在上的阳气降入下焦，相火归藏于命门，命门火足了，所以产生温。

金石质地重，有潜镇作用。如丹砂、云母都可以潜镇。

五石散中有钟乳石，让阳气潜藏到下元，起到助阳的作用，天然的矿石，有五谷不具备的气味，气是比较稳固的，不可常服。

下乳汁，在上的钟乳石往下滴，取类比象。

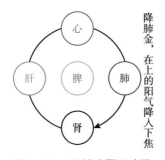

图2-183　石钟乳圆运动图

消　石

一名芒硝。味苦，寒，无毒，治五脏积热，胃胀闭，涤去蓄结饮食，推陈致新，除邪气，炼之如膏，久服轻身。生山谷。

朴硝

味苦，寒。主百病，除寒热邪气，逐六腑积聚，结固留癖，能化七十二种石。炼饵服之，轻身神仙。生山谷。

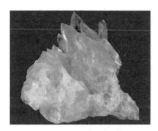

图2-184 消石

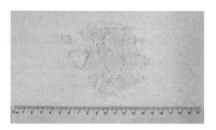

图2-185 芒硝饮片

实践

天然朴硝、硝石，卤地所生。色白者易炼，属水，经煎炼，在上结出细结晶如芒，名芒硝、牙硝。性寒。在下凝结为朴硝属火。色黄赤者不易炼。煎炼中在下之朴硝、硝石，再煎炼又能结晶出芒硝；余在下者，是火硝、焰硝。彭子益先生言其大热，应是火硝热。

芒硝，腐蚀性很强，放在一般的玻璃瓶里，玻璃瓶会烂掉。夏天的时候，会化成水，从瓶口溢出来，流得到处都是，遇到木头会渗透进去，不易干；铁遇到芒硝很快生锈，一层层碎屑掉下。自己会挥发。芒硝析出水后，名风化硝、元明粉。

芒硝尝起来，苦、寒、咸、涩，十分难吃。大承气汤中芒硝后下煮一两沸，有白色结晶在药锅上。特别咸辛，难以下咽。芒硝不仅能荡涤肠胃之积滞，而且其咸辛之味穿透力特别强，能到腠理三焦，迅速推荡积滞之邪，使归于阳明肠胃，排出体外。治五脏积热，胃胀闭，涤去蓄结饮食，推陈致新，除邪气。大、小承气汤，大陷胸汤等都用了芒硝。

消石，看名字，能把石头消掉、化掉；遇到铁也能消掉、消解。通透、穿透的能力非常强，把坚硬的东西消解掉，软坚化结。

咸入肺、心，苦入心、肾，寒入肾。

从上往下降，过于苦寒、过于重，从上面直接下，不是旋降，是直接降。对于阳明腑实证之消化道梗阻，迅速斩关夺门。

如阑尾炎、胰腺炎急症用攻下药峻下，药量一定要能够撼动病邪，很多没有第二次吃药的机会，所以量一定要足够。

芒硝药性猛烈，能够荡涤脏腑，迅速推陈出新，破除积滞，软坚化结，是攻下药中最凶悍的一味，也是祛邪气药中重要的一味。祛邪气有二法，一是开鬼门，二是洁净腑，而芒硝就是用后法清洗脏腑；洁净腑也分两种，一为下泄，二为上吐，芒硝一般是下行排泄。芒硝既可以清洁肠道之中的污秽，也可清扫肠道外面的浊物。

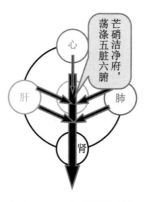

图2-186　芒硝圆运动图

矾　石

一名羽涅。味酸，寒，无毒。治寒热泄利，白沃，阴蚀，恶疮，目痛，坚骨齿。炼饵服之轻身，不老，增年。生山谷。

白矾： 止血止泻，去除风痰。

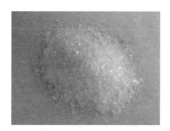

图2-187 白矾

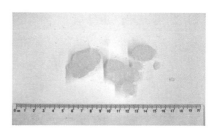

图2-188 白矾饮片

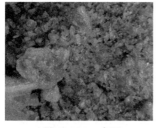

图2-189 皂矾

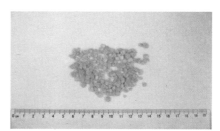

图2-190 皂矾饮片

实践

矾石由天然矿石涅石煎炼而成。有白矾（明矾）、绿矾、绛矾、青矾、黑矾（皂矾）。

矾石，酸苦涌泄，能用之，吐利风痰。

酸涩能收，能燥湿。治寒热泄利，白沃。

能解毒，治疗阴蚀、恶疮。

酸寒，有点涩，肺往下降。

枯矾：白矾煅炼，加热，融化，沸腾，冷却，白粉状，不透明，止血，也能止泻，金创药里比较常用。

白矾：止泻，能祛痰。

白沃：痢疾的一种。

阴蚀：阴部如同被虫子咬蚀一样，溃烂。

外用，可以用绿矾。

用白矾要控制用量，通常用来治疗风湿性关节炎、癫痫等。

皂矾（绿矾加工），可以治疗风湿性关节炎、疮疡之类。

滑 石

味甘，寒，无毒。治身热，泄澼，女子乳难，癃闭，利小便，荡胃中积聚，寒热，益精气。久服轻身，耐饥，长年。生山谷。

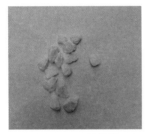
图2-191　块状滑石

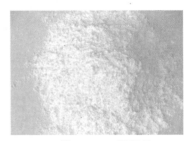
图2-192　滑石粉

实践

滑石是一种白色的矿石，质软；划于石上有白色粉痕，像粉笔。用手揉搓，可以成粉，手上沾到粉，有清爽滑利的感觉；滑石粉，可以外敷皮肤，爽身，治疗痱子。尝之味微甘，气寒凉；不碜牙。

甘寒无毒，白色，入肺、肾、脾。

甘寒能清热，可清膀胱经热，利小便。

泄澼：热性的腹泻。

滑则利窍，利小便：通利水道，清三焦热，也能入膀胱。

荡胃中积聚：寒是往下降的，滑利，沉降的迅速，增加胃的降机，所以能荡胃中积聚。能除胃中的热，舌苔黄厚，干燥，口渴，可以用滑石。

益精气，肺降，肾水充足，所以益精气。

学本草经，要知道每一味药的基础原理，作用在什么部位，治病的原因何在，不能单看条文，比如滑石治疗腹泻，如果是吃了凉东西导致的腹泻，再服滑石，那就是雪上加霜了。

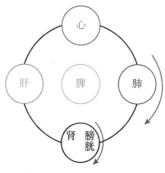

图2-193 滑石圆运动图

禹余粮

一名白余粮。味甘，寒，无毒。治咳逆寒热，烦满，下利赤白，血闭，癥瘕，大热。炼饵服之不饥，轻身，延年。生东海池泽及山岛中。

太一余粮

一名石脑。味甘平，无毒。治咳逆上气，癥瘕，血闭，漏下，除邪气。久服耐寒暑，不饥，轻身，飞行千里，神仙。生

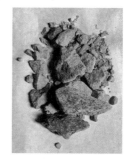

图2-194 禹余粮

山谷。

实践

禹余粮生于东海池泽，形如鹅卵石，中有细粉如面。生泰山山谷者称太一余粮。

太一，古真人，大禹、神农之师。曾以此为食。传说大禹治水时，不逢粮，曾以此为食，弃其余食于江中，而为药。

色黄入脾胃，补土；味微甘，入脾胃。

土能治水，克水，制约水。有了河堤，河水才不泛滥。漏下、崩漏，像水泛决堤，用土是正治。

土能伏火，沙子灭火。制约热火上逆。

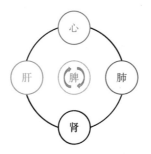

图2-195　禹余粮圆运动图

白石英

味甘，微温，无毒。治消渴，阴痿不足，咳逆，胸膈间久寒，益气，除风湿痹。久服轻身，长年。生山谷。

黄赤青黑白，五色石英，随其五行性，补五脏。

紫石英

味甘，温，无毒。治心腹咳逆，邪气，补不足，女子风

寒在子宫，绝孕，十年无子。久服温中，轻身，延年。生
山谷。

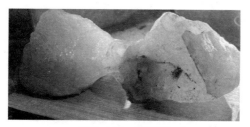

图2-196　紫石英

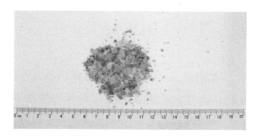

图2-197　紫石英饮片

实践

石英，重镇，降逆，让气机下行。紫石英，镇冲脉。治气
上冲胸，奔豚。

五色石英入五脏，取其重镇坚固，可安五脏之神；可以降
逆气。

石类药在不同的产地环境，也有升浮降沉、寒热温凉之
不同。

石英偏温。紫石英用得最多。

补不足：能镇冲脉，使得阳气安于下，肾中之神志安固。

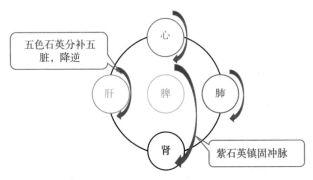

图2-198 石英圆运动图

赤石脂

味甘，平，无毒。主养心气，下利赤白，小便利，及痈疽疮痔。久服补髓，益智，不饥，轻身，延年。生山谷中。

白石脂： 主养肺气，补骨髓，排痈疽疮痔。

黄石脂： 主养脾气，治大人、小儿泄利，肠澼，下脓血，除黄疸。

青石脂： 味甘，性平，无毒，主养肝胆气，治黄疸，泄利，肠澼，及疽痔恶疮。

黑石脂： 主养肾气，强阴，治阴蚀疮，治肠澼，泄利。

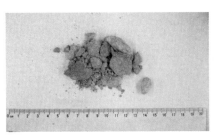

图2-199 赤石脂

图2-200 赤石脂粉

实践

赤石脂，石之脂膏，精华；浅红色的土块，用手触摸后，手有滑腻的感觉，类似油脂的滑（滑石触后，手有清爽的滑感）。

尝之，赤石脂颗粒细腻，微有黏舌，有涩的感觉，很淡，微有甘味，入喉感觉很滑利，质极细，如脂如膏，好像很容易融化，咽喉没有不适感。

入心、脾，胃（红色对应心，补心气，土对应脾。）能入少阴，养心气。《伤寒杂病论》乌头赤石脂丸，可治心痛。

人体的脂膏是阳明之精华，由五谷饮食的气味精华所化，储存于身体，用于濡养周身；当摄入五谷饮食不足时，释出而为身体日常消耗的能量。脂膏是精华之类，脏腑经络骨髓中皆有，能够修复创伤。如下利赤白脓血，肠胃中有溃疡之伤。

赤石脂形质如脂，能治痈疽疮痔。

《伤寒杂病论》赤石脂禹余粮汤，能够收敛，涩肠，止泻。治下利不止，滑脱不禁。

中药起作用的方式不一样。有的是气、味提供给人体；有的没有多少气味，但是通过肠胃时，可以吸收体内污秽，带走人体垃圾从而达到治病的目的。

赤石脂、伏龙肝、禹余粮也有土的性质，厚德载物，吸纳污垢，把胃肠中积聚的邪气带出体外。

土一类，可以治水，能使消化道内出血溃破处涩收，用治胃肠道出血，溃疡，慢性渗出等。治疗痈疽疮痔内服、外敷都可以。

龙 骨

味甘，平，无毒。治心腹鬼疰，鬼精老魅，咳逆，泄利脓血，女子漏下，癥瘕坚结，小儿热气惊痫。

龙齿

味甘，性平。治小儿大人惊痫，癫疾狂走，心下结气，不能喘息，诸痓，杀精物。久服轻身，通神明，延年。生川谷及岩水岸土穴中死龙处

五色具者良，黑者下，白黄者中。

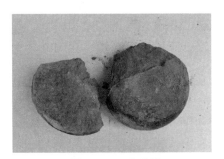

图2-201　大龙骨

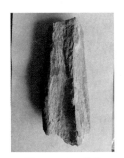

图2-202　龙骨

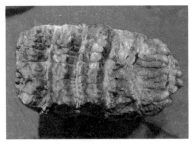

图2-203　龙齿

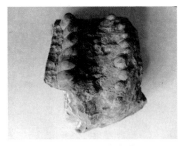

图2-204　真龙齿

实践

龙骨是恐龙骨骼化石，或其他动物骨骼化石。

颜色有白色、黄色、五花等。

五花龙骨：龙骨有青、赤、黄、白、黑五色呈现。金黄色的，也很好，出于新疆。白色的龙骨较多。

断面有明显的骨质纹理。

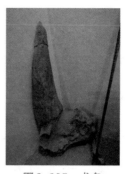

图2-205 龙角

尝之，接触舌头，会瞬间黏在舌上；咀嚼，白色和黄色龙骨，质松软，也有的坚硬如石。

味有微甘，有涩收的感觉。能够固涩，单服龙骨，量用多了，会有小便不利的感觉。

龙齿个头很大，高十几厘米，经常多个和牙床连在一起，长尺许，重数公斤。

龙齿、龙角可以辟邪。

先辈所传，"蛇蜕皮，龙脱骨"，龙为鳞虫之长。"龙生九子，各有不同"，胎生、卵生、湿生、化生都有。传说中的龙具有威猛和正义感，住于水中，能够变化腾云，风雨雷电随从，有祥瑞之象，是中华民族的图腾。

其象天文星宿中的东方七宿；于东方肝木相应，故入肝，性收敛，重镇安神。安魂，定惊。龙骨属于化石一类，属土金，入肺敛镇肺魄，入脾。

骨属肾，龙骨补肝肾，收敛固摄安定魂、魄、意、志。

能够用于治神，安神定志，就不会幻视幻听了（鬼精老魅）。

以其收敛固涩，治疗泄利脓血、漏下。

龙齿，质比龙骨更重，色内青、外白。取其象，能辟邪、杀精物。

龙齿、龙角、虎睛都能辟邪，定惊安神。

可以治惊痫，癫疾，狂走，以其能镇重安神、定风。

生龙骨，镇静安神。

煅龙骨，止血收血，止遗精、漏下。

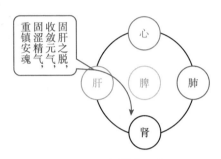

图2-206　龙骨圆运动图

熊　胆

清热，解毒，止痉明目。

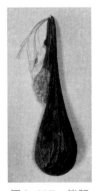

图2-207　熊胆

实践

囊状或扁卵状，如手掌大，干燥后，外面是一层皮，光滑。长10~20厘米，宽5~10厘米，有金、铜、铁、墨、菜花胆。

气清香，性寒味苦。取胆仁少许投入水中，在水面旋转并呈黄线下沉，不散。

质量不同，金、铜、铁、墨、菜花胆（黄绿色），依次优渐差。

《黄帝内经》言，胆是"清净之府"，清洁

的作用，"清"古文中代表清凉。

常用于急危重症，高热昏迷。邪热入心包、胆经不降、昏迷抽搐等用熊胆很有效。

《伤寒杂病论》中"白通加猪胆汁汤"，用到了猪胆。

其他如牛黄（牛黄是牛胆囊的结石。在胆囊中产生的称"胆黄"，在胆管中产生的称"管黄"，在肝管中产生的称"肝黄"）。

熊胆、猪胆、牛黄都是凉的，牛黄除了凉，还有点辛香。

胆经能决十一经。从胆入手，治疗高热和上逆热证的疾病比较好。胆是下降的通道，胆与三焦腠理相连，是通信网络的枢纽，胆能降，则把在上的相火、热降入下边肾水，成为命火。

熊胆不只是能降，还能清，能清在上的邪热。另外，熊胆还能解毒，清净就是能净除污秽。

胆汁能分解脂肪，能解毒。

熊胆是血肉有情的药材，所以同气相求，能够清除人体胆经的邪热。

胆不降，相火不能收敛下降，邪热入五脏，干扰神明，就会神昏谵语，甚或抽搐、癫痫。

熊胆治疗高热是很有效的药。

案例：小儿脑膜炎，高热昏迷20多天，医院已经不治了。神志昏迷的急症致高热惊厥。

用熊胆、麝香、牛黄各1克。上午服药，下午就清醒醒了。

说明这三味药治疗邪热神速。

临床中使用过人工合成的牛黄，没什么效果，起不到治疗作用。

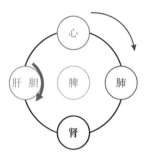

图2-208　熊胆圆运动图

白　胶

一名鹿角胶。味甘，平，无毒。治伤中劳绝，腰痛，羸瘦，补中益气，妇人血闭，无子，止痛，安胎。久服轻身，延年。

阿胶

一名傅致胶。味甘，性平，无毒。治心腹内崩，劳极，洒洒如疟状，腰腹痛，四肢酸痛，女子下血，安胎。久服轻身，益气。

实践

鹿角胶： 浅红色，透明，上面是白色，下面颜色逐渐加深。是用鹿角熬制而成。熬制胶之后的鹿角就是鹿角霜。斑龙解角，雄鹿会每年春天解角，长出新角——鹿茸。梅花鹿又称斑龙。

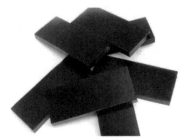

图2-209　阿胶饮片

阿胶： 深琥珀褐色，浑浊一点。

龟甲胶：黑褐色，颜色更深。

鹿茸，梅花鹿的茸质量上乘。马鹿茸有点腥，较粗大。

二杠茸，一长一短，每年春秋采两次鹿茸，春天的鹿茸好，秋天的鹿茸瘦小质次。茸正头上的蜡片最好，其次为粉片，再者为血片，之后为骨片。

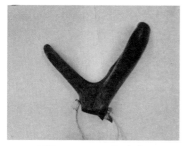

图2-210 二杠鹿茸

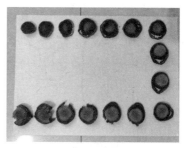

图2-211 二杠鹿茸手工切片
（从左上依次，第一列为蜡片）

角，是鹿自卫的武器，辟邪。

鹿，道家称为斑龙，嘴巴能够到尾巴，督脉通畅，鹿角长得很快，气血充盈，补虚羸。纯阳的动物，补阳。

能通督脉，补心血，心脏病可以用鹿茸（有道家诗言："唯有斑龙顶上珠，能补玉堂关下穴。""顶上珠"即鹿茸）。

用老一点的鹿角，通阳，通经络，通利作用非常强。

鹿角胶用来治劳伤，精气虚。安胎。妇人血闭，无子，闭经，色黑，痛经等。

阿胶：治血崩、下血，从收敛肺金治。与鹿角（温通）治疗原理不同。

是以黑色驴皮用纯阴之济水熬制成胶，补阴养血，平肝息风，入肺润燥，敛降肺金。

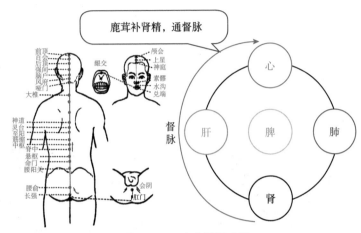

图2-212　鹿茸圆运动图

心腹内崩，内出血的病，要从收敛元气论治。

洒洒如疟状，冷热阵阵，类似外感的症状，是肺气虚的症状，卫外不足，以阿胶补肺。

腰腹痛，四肢酸痛，女子下血，安胎：肺气不摄，可引起下血、漏下、血崩；出血严重的时候，用阿胶珠。炒了后，膨松如爆米花一样，比较容易碎。腰腹痛，四肢酸痛，是肾气虚，阿胶能补肺，肺气能敛降，即补充肾气，肾气足。

阿胶，半透明，易碎，融化到水里，呈红糖色。

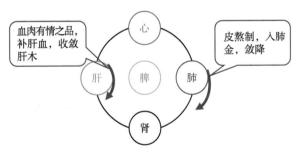

图2-213　阿胶圆运动图

石　蜜

一名石饴，味甘，性平，无毒，治心腹邪气，诸惊痫痉，安五脏，补不足，益气，补中，止痛，解毒，除众病，和百药，久服强志，轻身，不饥，不老，生山谷及诸山石中。

蜜蜡，解毒，收涩敛，生肌止痛。

蜂蜜，很甘甜。生蜜稍微有点偏凉。

解毒：解附子、乌头之毒，以及其他植物性中毒。

和百药：炼蜜为丸，用蜂蜜作辅料是天然的防腐剂，大蜜丸可以放很多年不腐坏。

诸惊痫痉：甘能缓急。

润肠通便：治疗老人大便干燥。但是时间用久了，会伤脾阳气。蜜煎导用的就是其润肠通便的功能。

中品

中药一百二十种为臣药，主养性而应人，无毒有毒，斟酌其宜。欲遏病补羸者，本经。

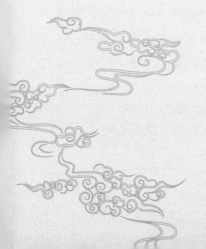

干 姜

味辛，温，无毒。治胸满咳逆上气，温中，止血，出汗，逐风湿痹，肠澼，下利。生者尤良，久服去臭气，通神明。生川谷。

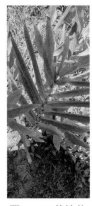

图3-1　姜植物

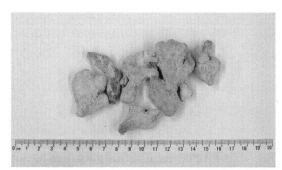

图3-2　干姜饮片

实践

为姜科植物姜的干燥根茎，取根入药。饮片呈黄色。姜叶与竹叶相似。产于四川、湖北、湖南等我国南方光照充足的地方，秋采母姜，经过浸、晒、酿而成。干姜饮片，质坚实，色黄，断面呈黄白色，粉性或颗粒性，多丝状纤维，内皮层环纹明显，维管束及黄色油点散在。气香、特异，味辛辣。

辛温，闻之有辛香气味，尝之辛辣，温热。

味辛气温：辛味，主脾土之体，入肝木、肺金之用。

辛温可疏泄肝木，宣通肺气，运脾。

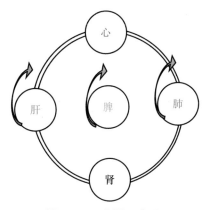

图3-3 干姜圆运动图

　　味辛，气温。入脾土、肺金、肝木。气温，主温升，发散。干姜主要作用在中上焦。

　　寒邪凝聚胸中可导致胸闷，干姜辛温，可散胸中之寒邪，故治胸闷。温中补益中气，助表阳，治疗表阳虚多汗。

　　辛温可助肝之疏泄，使肝之疏泄左右加强，故可使汗出，治风寒湿所生痹证。

　　寒邪入肺，肺气不宣，可致肺气上逆，出现咳嗽，干姜辛温可散肺中之寒邪，故治咳逆上气。

　　味辛补脾之体，温中升脾，治疗脾胃虚寒所生肠澼下利、腹泻等症。干姜既可解表发汗，亦可治汗出不止之症。干姜配合龙骨、牡蛎等，可救元气欲脱之人，应用于破格救心汤。生姜辛散力强，温性较干姜弱，属火，主发散开表。其辛散亦可散浊邪，去臭气。

　　炮姜经炮制，去其辛散通性，惟余温性，可温中温脾，温而不散，药力主在中下焦。

　　干姜、炮姜皆可用于止血。然止血用姜炭更佳。

通神灵，把体内的寒邪排出去，中气充盈，达于九窍，耳目聪明，神清气爽。

临床常用于温里：有一患者，夏天过饮冰镇啤酒，腹泻经数年不愈。医院诊为慢性结肠炎，诸药乏效。后有中医让其每天吃生姜一块，坚持半年，痊愈。

干姜辛温燥烈，适用于实寒证。阴虚津亏，当辨证慎用或者禁用。节气当降敛时，秋天慎用。肺金虚不能敛降的体质，慎用。

枲耳实

一名胡枲，一名地葵。味甘，温，有小毒。治风头，寒痛，风湿，周痹，四肢拘挛，痛，恶肉死肌。久服益气，耳目聪明，强志轻身。生川谷。

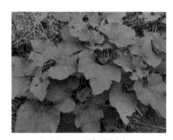

图3-4 苍耳植物

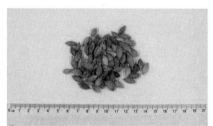

图3-5 枲耳实

实践

《诗经》中名卷耳，嫩苗可以做菜。枲耳实即今之苍耳子。取实入药。呈纺锤形或卵圆形，果实外生刺如狼牙棒。苍耳子果实生于枝端，9~10月果实成熟，由青转黄，叶已大部分枯萎脱落时，割下全株，脱粒，晒干。

气温，主温升，发散。有辛味。苍耳子形状长满尖刺，取其有开通、通散之象，助肝之疏泄。外达皮肤，上通颠顶。

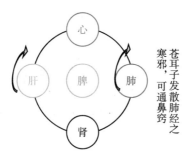

图3-6 苍耳子圆运动图

尝之，味微甘，有油脂，微有香味，气温，气外散，达于鼻窍、额部。气温可去风寒，治风寒侵入头部所生风头寒痛。周痹为风寒湿气客于分肉之间、血脉之中，随脉上下。得寒则聚而痛，内不在脏腑，外不在皮肤，痛无定处，故难治。苍耳子为果实，属于少阴，有收藏之象；实外生刺，有开破发散之象，可以自内发散邪气外达太阳，治疗周痹，以及四肢拘挛、恶肉死肌、肢体不仁。

常用以治鼻炎。鼻炎多为风寒客于太阳、阳明经络所致。病久，则邪气深入少阴、太阴。苍耳子发散温通之力强，入上焦手太阴肺经，可通鼻窍，治鼻炎。10~20颗苍耳子，用芝麻油炸至焦黑，取其油。以棉球蘸油点鼻内，可治鼻塞。

苍耳子，30克，煮水外洗，可治疗寒痹之足膝肿痛。嫩苗，用开水焯过，再烹调食用，味美，可以治疗风寒头痛、鼻炎。

有小毒，多服令人面肿虚浮。气虚者慎用。

葛 根

一名鸡齐根。味甘，平。主消渴，身大热，呕吐，诸痹，起阴气，解诸毒。葛谷，主下利，十岁以上。生川谷。

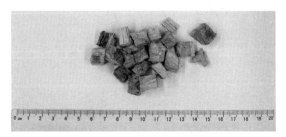

图3-7 葛根饮片

实践

葛根有粉葛根和柴葛根两种，取根入药。粉葛根粉性较多，可食用，柴葛根饮片多呈纵向纹理，有通利之性。葛为藤类植物，枝叶上攀高，其根在土下极深，可将在下之水、营养输送于顶端。

葛为古代重要纺织原料，《诗经》中有"为絺为绤"。

葛根味甘，入脾土、肾水。禀天秋之气凉平。

起阴气。粉葛根可以增益津液，补阴；柴葛根没有补阴之功，可将在下之阴津，引达至阳明、太阳经。可治疗部分消渴大热之病，使人口舌生津。

葛根纵向多纹理，可通达肌腠，多用于发表解肌，故可治疗诸痹。

若寒邪郁于表肌腠而发热，葛根解肌可治发热。

如《伤寒杂病论》中葛根汤及桂枝加葛根汤，治太阳表证所生项背强几几等症状。

葛谷为葛根种子，可治下利。葛花、葛根可解酒，如先贤发明之葛花解酲汤。

栝 楼

一名地楼。味苦，寒。主消渴，身热，烦满，大热，补虚安中，续绝伤。生川谷及山阴。

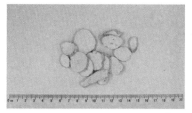

图3-8 天花粉饮片

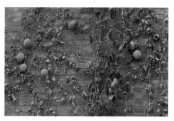

图3-9 栝楼实

实践

栝楼，草本植物，多年生宿根，春生藤蔓附木，开白色花，如同雪花形状，九月果实成熟，生青熟黄，即栝楼实。其根色白，做成粉，洁白如雪，名天花粉、天花瑞雪。

古法制天花粉：根切成寸许段，清水浸泡2~3天，再在长流水中冲洗2~3天，后取出捣碎，去渣，去除水分，晒干，即是洁白的天花粉，有甘味。

根、果实、种子入药。

《神农本草经》中所讲为栝楼根，即现在所用之天花粉。饮片断面呈白色，多粉性。味苦，性寒。

栝楼实，荡涤胸中实邪——实热、痰饮。栝楼根滋阴清胸中热，止消渴、身热，烦满，大热；补虚安中，续绝伤。味苦，性寒，清心火、滋肾水。

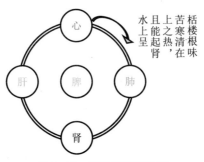

图3-10　栝楼根圆运动图

热邪上聚于胸中、中上焦，身大热烦闷，久而成消渴，栝楼根味苦性寒，天花瑞雪可清胸腹邪热气，滋阴治消渴、烦闷。五脏邪热去，则可安中。

肾水充足则可续绝伤，肾中精气能够修复身体创伤。

栝楼之果实即栝楼实，至秋成熟，色泽金黄，多水分。晒干全栝楼，可涤荡胸中实邪，结胸、实火痰饮，皆可荡涤。

栝楼仁，苦寒，泻心火，润肺降肺金，治热痰。

无实邪，虚证，忌用、慎用。

天花粉善治胸中邪热所生消渴。

苦　参

一名水槐，一名苦识。味苦，寒，无毒，主心腹结气，癥瘕积聚，黄疸，溺有余沥，逐水，除痈肿，补中，明目，止泪。生山谷及田野。

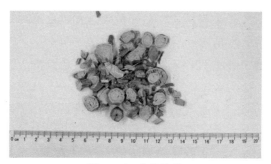

图3-11　苦参饮片

味苦，入心火、肾水。苦寒清热。

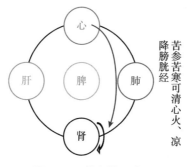

图3-12　苦参圆运动图

实践

苦参一名水槐，是因为它的叶子和槐树的叶子极像，高三四尺，开黄花，结荚果。苦参根入药，饮片皮呈黄褐色，里面是木质，色黄，极苦，入口即觉咽中苦甚，寒。

苦参一般作为外洗药开，其味苦令人难以下咽。

尝之，一点点入口极其苦，咽喉都感觉是苦的、寒性的。

苦寒的根能够入肾；色黄入脾；能够清肾中火，苦味还入心，能够清心火，能清心脾肾之火。

心腹结气是热的结气，热邪所结。黄疸是有郁热。尿有余沥指的是肾中的邪热。

除痈肿，补中明目止泪：清热邪所致的痈肿、流泪。苦参有参之名，但无参之补。

苦寒的根，有封藏的能力，治疗溺有余沥：肾司二便，肾固藏不足则溺有余沥。苦参苦味可坚肾。封固肾气即是补中。

苦寒入肾水，可凉降膀胱，利尿逐水。但主要是用于清热除湿。湿热的症状如下体湿痒、脚气溃烂、皮肤溃破流水、痈肿疮疡等，用苦参外洗效果很好。除非不得已，一般不在内服汤药中使用。

临床上，苦参多用于除湿热，治皮肤病。与蛇床子、地肤子、白鲜皮等同用，煮水外洗，可治下体湿痒、脚气、皮肤湿热疮疹等。

柴　胡

一名地熏。味苦，平，无毒。治心腹、肠胃中结气，饮食积聚，寒热邪气，推陈致新。久服轻身明目，益精。生川谷。

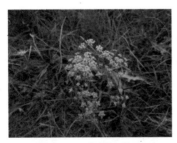

图3-13　柴胡植物（1）

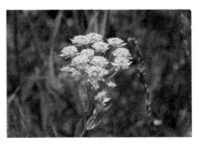

图3-14　柴胡植物（2）

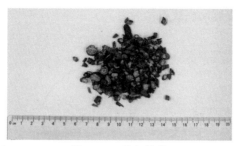

图3-15 柴胡饮片

疏散退热，疏肝升阳，入少阳升肝、降胆。

属木，升乙木，降甲木，春采升，秋采降。

治心腹，肠胃中结气，饮食积聚，寒热邪气：柴胡气平清香，味辛。禀春气以生升，畅达枢机。春采可以从阴出阳，使厥阴风木之气轻清上升。秋采可以降胆，通调上、中、下三焦，散肠胃中结气、积聚。

能够推陈致新：柴胡禀春天生发之气，能够生新除旧。

厥阴之气，天之六气之初气，始于大寒，大气沉降于地下的气，开始升发，从少阴之里向上、向外升发，其象草木萌发嫩芽。少阳与厥阴相表里，足少阳胆经和手少阳三焦经；三焦是内外上下之通衢，如同大街小巷，交通内外上下。胆经是相火从阳入阴之道路。枢如门枢、枢纽，可枢转交通表里、内外。

柴胡入少阳，能够枢转交通内外上下，善治少阳证之寒热往来、胸胁苦满、口苦等症，如《伤寒杂病论》小柴胡汤即是治疗此证。

若人中焦阻塞，《伤寒杂病论》大柴胡汤主之，以柴胡推陈致新，除腹中结气。

柴胡分春、秋两种，春天采的柴胡主升，主升发肝木；秋天采的柴胡主降，主降胆。

久用耗竭肝阴，故不可久用。

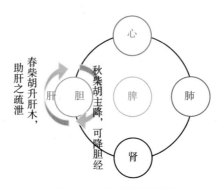

图3-16 柴胡圆运动图

实践

银柴胡质量最好，银州，陕西神木，五原城是其废迹。质软，春采。

春采柴胡性升，入肝经，疏肝，有小芽，软，有香气。

秋采降，入胆，降胆经，质硬，密实。尝之，凉平，入口有点凉的感觉；有点香气，气发散。

使用大剂量可以推陈致新、破积气，如大、小柴胡汤，用八两。

如果用之升发，用小剂量，6~10克，如升陷汤、补中益气汤。

汉朝的一两约为15.625克，药用的称小一半，取7.8~8克。

从经验看，《伤寒杂病论》中的方子一两用7.8~8克比较合适。

芎 蒡

味辛，温。主中风入脑，头痛，寒痹，筋挛，缓急，金创，妇人血闭，无子。生川谷。

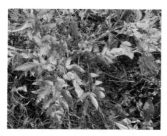

图3-17　川芎植物

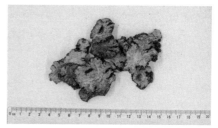

图3-18　川芎饮片

实践

伞型科，羽状复叶，开细白花，根叶皆香。块状根茎入药。

根茎为不规则结节状拳形团块，饮片质地致密，外表褐色，里边白偏灰暗。

闻之即觉芳香辛窜，根和叶都是辛香的味道，一闻就觉得到头脑里都是香的、通畅的。

尝之，含一下马上有辛麻的感觉，气马上扩散，往上走。感觉是温性的，口腔里觉得比较温，一会儿苦味就出来了，有一股辛窜的感觉往脑子里、鼻子里冲，冲得鼻子难受，很苦，麻，通经络。刚入口时，有一点点甜。过一会儿，有点回甘。辛温力强，身体里气机上下特别通畅。

芎，即是天穹；䓖，穷高也，言芎䓖气升至极高至芎顶。

芎䓖，又称川芎，能升肝、升脾、升大肠，能升到头部。

中风入脑，头痛寒痹，筋挛缓急：川芎辛温发散强烈，能够通畅经络，发散邪气风邪、寒邪，所以能治中风入脑。

川芎的治疗作用一个是驱邪，能够抵御外邪，驱散外邪；另一个作用是扶正，扶正指助疏泄。

能治头部被风寒邪气侵袭造成的中风。

辛温，通经络，散寒凝，所以能治寒痹，痉挛，抽筋，缓急止痛，妇人血闭，无子等病症。

气血严重虚损，造成的血闭无子，不能用川芎，因为它是发散性的药，虚证慎用发散药。

根，有下行的作用，加上辛温，所以十二经都可以通。

头痛、头晕，气血不能到达头上，都可以用川芎。

气血不足的时候，用川芎要加上补气血的药。

金疮，川芎的辛温让正气通行无碍，受伤的创口，肯定是经络不通畅了，而川芎能调用气血往这个地方补充，气血一通负责修复创伤的精气，也能快速到达，所以血就止住了，所以中医的止血不是靠药物来止的，而是靠人体自身的修复功能来止血的。所以川芎既能止血，又能活血。治闭经，闭经是血脉壅滞不通，而川芎能通。金疮往外流血，川芎又能止血，所以中药的作用，不是化学成分在起作用，而是调动了人体的修复能力，调动了精气来修复，精气能修复人体脏器、皮肤、肌肉，所以真正起治病作用的是精气。

川芎是一味发散药，发散太过状态时就不适宜用川芎。发散一定会调用元气、精气，那么虚弱之人也不要使用川芎。

味辛，入肝木，脾土之体、肺金之用。

气温，主温升，发散。辛温之气强，为温升之药，其气可上达颠顶。

阴虚火旺、上盛下虚及气弱之人忌服。

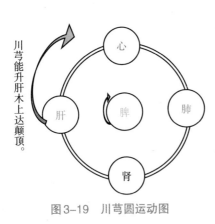

川芎能升肝木上达颠顶。

图3-19 川芎圆运动图

当 归

一名干归。味甘，温，无毒。治咳逆上气，温虐，寒热，洒洒在皮肤中，妇人漏下绝子，诸恶创疡金创。煮饮之。生川谷。

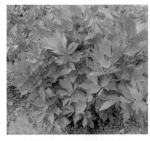

图3-20　当归植物

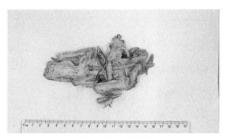

图3-21　当归饮片

味甘，入脾土、肾水。

味辛，入脾土、肝木、肺金。气温，主温升，发散。

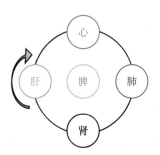

图3-22　当归圆运动图

实践

当归叶形似川芎、独活，但稍小一些。当归入药部位是植物地下的块状根茎，饮片呈黄白色，有油润感。性温，味甘辛，甘入脾肾，辛入肝肺，其辛散的味道没有川芎强烈。

当归为根茎，可入肾，辛味入肝，在圆运动中作用于从肾水向肝木升发的阶段，主要入厥阴。

甘肃陇西产的当归比较好，称马尾当归。李杲曰："头，止血而上行，身，养血而中守，稍，破血而下流，全活血而不走。"

尝之，比较甜，有川芎的味道，甘，有辛，温比较明显。像减轻了的川芎的味道，加了点甜，比川芎柔和许多。吃起来没那么难受，比较温和。

补血活血，调经止痛：当归有补血的作用，也能活血，还能调经止痛，因为甘能缓急止痛。治疗诸恶创疡金创，使气血各有所归。

润肠通便：当归有一定的油性，能润，温润肝木，助疏泄，而且味甘，能够补益脾肾，所以它有润肠通便的作用。津液或肾气不足造成的大便干燥，可用当归通润之。

治咳逆上气：治疗寒邪入肺所致的咳逆。寒邪入肺致肺气不宣，吸气难，咳逆，当归味辛甘性温，可用于治肺寒所生咳逆上气。

寒热洒洒在皮肤中，寒热洒洒（冷水洒到身上的感觉）就是感冒的意思，用当归，让荣气增强，化解卫气的闭塞（寒伤荣，风伤卫）。

妇人漏下：肝木升发不畅，血不上行就漏下。或者肾不封藏，肝不藏血，也会致漏下。当归能温升肝木，使血不下陷。

绝子，肝肾亏损导致的不孕，当归是可以润泽肝木的，树木生长旺盛了，自然就开花结果了。

麻　黄

一名龙沙。味甘，温，无毒。治中风伤寒，头痛，温疟，发表出汗，去邪热气，止咳逆上气，除寒热，破癥瘕积聚。生山谷。

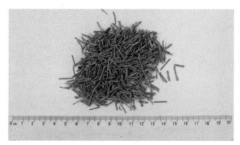

图3-23　麻黄饮片

实践

麻黄用茎，去节。中间是空的。

气味最轻，清香发散，甘淡，苦涩，有麻口之感。辛温，是从里往外散发的。气能发散透出皮肤之外，开汗孔。

麻黄能治疗中风伤寒，头痛。去邪热气，止咳逆上气，除寒热。被风寒所击，先恶寒怕冷，然后发热；伤寒越严重，发热越严重。"体如燔碳，汗出而散"。

汗法是通过发汗驱除侵入人体风寒湿邪气的方法，是祛邪的重要方法之一——"开鬼门"。

麻黄，其气至清，无微不至，能深入癥瘕积聚之中，辛散温通化解之，如阳和汤中之麻黄。

尝之，麻、涩，甘淡不苦，有点清香。

煮开后1~2分钟有沫，去上沫，时间长一点，这个沫就没有了。

后下五分钟，取得是其轻清外散，是走表的。

治感冒的药，煮五分钟就够了，再煮时间长，药的效果就打折扣了。

治里证和下元的药，煎的时间就要长一些。

麻黄发汗应当汗出而止、中病即止，不可令如水流沥，否则伤人正气、津液。伤风外感有汗忌用。

通 草

一名附支。味辛，平，无毒。主去恶虫，除脾胃寒热，通利九窍、血脉、关节，令人不忘。生山谷及山阳。

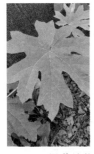

图3-24　通草植物

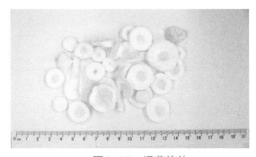

图3-25　通草饮片

实践

通草，别名寇脱、离南、活莌、倚商、花草等，为五加科植物通脱木的茎髓。外圈银白色，纵剖之见有层层隔膜，无臭无味。以色洁白、心空、有弹性者为佳。分布于江苏、湖北、四川、贵州、云南等地。原为五叶木通（木通）的木质茎，属利水渗湿药，能利尿通淋。目前我国市场多用川木通、白木通

（白通草）、通脱木代替。

通草分大通草和小通草两种，前者较粗，有手指大小，后者较细，如同筷子。通草入药时用植物的茎髓，其粗细均匀，晒干后颜色为黄白色，质地很轻。

尝之，味淡淡的，辛味带点泥土味。辛味不重，有点温，平性药。

通草味淡，气味越淡，穿透能力就越强。人身就如同筛网，细微之物在其中能够畅通无阻，比如麻黄、茯苓、通草等的清淡气味。假设味道用有形的颗粒来形容，则淡味的颗粒极其微细，最容易通过腠理而被身体吸收，能够在经络、脏腑之中畅通无阻，所谓"至味味淡"是也。以土块打比方来说明味淡和味厚的区别，取一土块放入水中搅匀，待其稍澄清后观察，浮在上层的是最细微的颗粒，越往下尺寸越大，而沉底的便是最粗重的颗粒，其中微细颗粒代表淡味，粗重颗粒代表厚味。我们在吸收食物时，清淡味道的食物最容易被吸收，因为其颗粒细，可以在口中就消化掉；随着食物味道的加重，会渐次沉入消化道的深层进行吸收。极其厚重的味道，可能要直到大肠中才能被收纳，更重的厚味则无法被身体收入，而被当作糟粕排出体外。越厚重的味道越不容易在身体中流通，因其颗粒较大，行动笨拙，一遇到稍微狭窄的通道就无法通过，所以《黄帝内经》中说"膏粱厚味，足生大疔。"足以壅堵到身体长出疮痈，就是平时厚味食用过多，吃淡味的食物就会很少出现此类问题。

通草味辛，性平、无毒，味道非常淡，且其茎杆中空，所以有通达无碍的功用，能通利身体的九窍血脉关节。煎煮通草时，因其质量很轻，所以会漂浮于水面不下沉。入药所用的是其茎杆的髓，如同人身的骨髓，所以通草能够入于骨骼来通利九窍关节；它又状似血管，所以也能够通畅血脉。通草髓可入肾，能补肾，而肾主志，如此可令人不忘。通草这味药主要起通畅经脉、关节、九窍的作用。

主去恶虫，除脾胃寒热，郁而生热，湿热化生的虫；改变了环境，气血畅就不会产生郁热，虫就没有了。胃肠如同弯弯的通道，气脉运转流利，不积聚就没有虫了。

芍　药

一名白木。味苦，平，有小毒。治邪气腹痛，除血痹，破坚积，寒热，疝瘕，止痛，利小便，益气。生川谷及丘陵。

赤芍：清热凉血，散瘀止痛。

白芍：平肝止痛，养血调经，敛阴止汗。

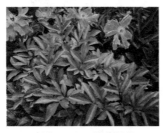

图3-26　芍药植物

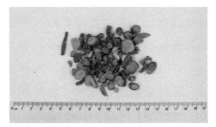

图3-27　赤芍饮片

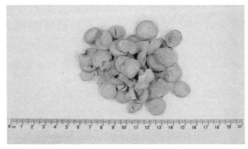

图3-28　杭白芍饮片

芍药花，四月芍药开花；有白花、红花等。

落叶后采根入药。

赤芍尝之，刚入口，有点甜，焦味，类似烤焦的糖，焦苦，平性。

再尝白芍，致密，明显感觉有点凉，有一点点酸，降的感觉，没有赤芍好吃，有一点粉性，气机往下降，有点苦。

除血痹，破坚积，疝瘕，焦苦就是火的味道，通血脉，心火主宣通，心主血脉，赤芍是红色，里面比较空虚，赤芍是通血脉的药。贫血也能用，能补一些，生血的。少阴君火的季节开花，与少阴君火相应，与血脉有关，所以能治有关血脉的病（血痹、坚积、疝瘕、邪气腹痛等）。

止痛：芍药还能治其他一些血脉不通的病证，比如闭经、痛经等。赤芍是通经水很好的药，5~10克泡水喝，喝几天，月经就来了。

利小便：白芍没有焦苦的味道，春天开花的植物，降胆、降肺，也降胃，凉也能利小便。

桂枝汤是整个一个圆运动。麻黄汤作用在上半部分。

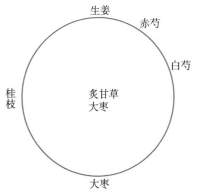

图3-29　桂枝汤圆运动简示图

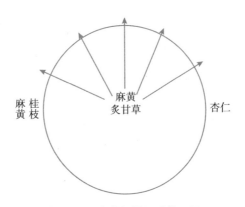

图3-30　麻黄汤圆运动简示图

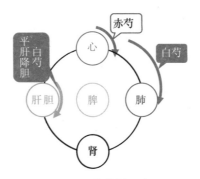

图3-31　芍药圆运动图

学完所有的中药，基本上就知道药方方义和道理所在。

只要了解圆运动的原理，所有的病因病机、理法方药，都用这种思维去认知体会，很快就能得到医学真传。把所有《伤寒杂病论》的方子都用这个解一遍，就都会了。

白芍是降胆经的药，春天不适合用白芍，秋天适合用，彭子益先生说立秋后用白芍，建功非常快。

我在灵石跟随师父学习时，尝药是功课，尝白芍30~45克，气机下降，但没有特别不适。当尝到90克，感觉气往下降，右下腹往下坠，人都走不动路了。用桂枝、当归、附子都没纠正过来，请教师父该怎么办？师父说："用吴茱萸30克。"当时那段时间正在试药，我说回去试试，师父一听，就说："试什么，吃了就好！"果然，回去服完静坐感觉，气机确实马上改变，覆杯而愈。学药一定要学到像师父那样自信、肯定。

瞿 麦

一名巨句麦。味苦，寒，无毒。治关格，诸癃结，小便不通，出刺，决痈肿，明目，去翳，破胎堕子，下闭血。生山谷。

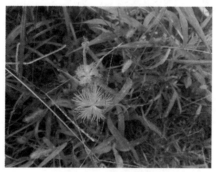

图3-32 瞿麦植物

通利小便，利水破血，去膀胱和下焦的瘀血。

实践

尝之有青草的气息，初微甘，微苦，微寒。

瞿，就是通衢，通利。其形似麦。种子比较长，形似大麦，细尖，有通破之象。现在作为观赏植物，种植较广。叶细，夏天开花，花呈粉红色，非常赏心悦目；石竹与瞿麦相类，花红紫，茎如竹，种子类似，茎叶花实入药，现在也作瞿麦用。

苦寒，可治湿热引起的淋证。治疗诸癃结，小便不通，决痈肿，明目，去翳，破胎堕子，下闭血。入心肺肾（膀胱）降之药。可以开破瘀血闭阻。

关格：关阴，格阳，阴阳被隔断，不能交泰。格食症、膈食症：食道口、胃、幽门等格阻，饮食难进。瞿麦也能开破饮食消化系统的堵塞。

癃：小便点滴出来，小便艰难。

闭：小便完全闭阻。

瞿麦可以治疗这种热性的闭阻。

决痈肿，也是破瘀血，能够开通经脉。

明目，去翳，眼中经络堵塞，精气不能上承，瞿麦能把瘀堵去掉。

破胎堕子，下闭血：孕妇不能使用这个药。

瞿麦，性猛利。虚证引起的小便不利，胎前产后，禁用瞿麦。

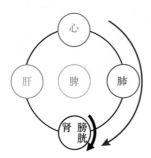

图3-33　瞿麦圆运动图

玄　参

一名重台。味苦，微寒，无毒。治腹中寒热积聚，女子产乳余疾，补肾气，令人目明，生川谷。

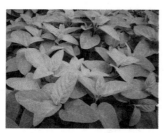

图3-34 玄参植物

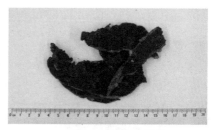

图3-35 玄参饮片

实践

玄色，黑色。茎方，叶子有点像藿香的叶子（圆的，心形），窄一点，蓝色的花。根切开是紫色，味腥，晒干了是黑色的。与生地黄有点像，比生地黄更黑一些。生地黄晒干后，易返潮，变软；玄参可以晒得很干。

味苦，有点甜味。

玄参为滋阴补水之品，与地黄相似，益肾生津。以其微寒能制节浮游之火，然不如地黄温肾壮水，故不可久用。

软坚化结，都是往下降的药，有清理枢机浊气的功用，用以破积聚。

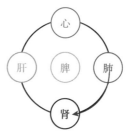

图3-36 玄参圆运动图

治腹中寒热积聚，属于热性的积聚可用。

治女子产乳余疾，产后病，哺乳期的病，乳腺结节，女子产科的病，比如子宫肌瘤、卵巢囊肿等。

补肾气，黑色，可以明目，滋肾阴，偏凉、寒。

秦　艽

一名秦瓜。味苦，平，无毒。治寒热邪气，寒湿风痹，肢节痛，下水，利小便。生川谷。

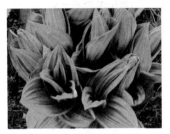 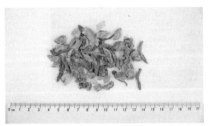

图3-37 秦艽植物　　　　　　图3-38 秦艽饮片

实践

出秦中，叶如莴苣，枝干青，高五六寸，六月开紫花，似莴花。春秋采根。根土黄色，作螺纹相交，长尺余。地下根，切片与防风很像，有时候与防风一起用。

能够搜风，祛风。疗风无问新久。治风客于关节，祛风，也能祛湿，为治风湿病常用之药。

味苦性凉平，能够清热，治疗黄疸。

百　合

味甘，平，无毒。治邪气腹胀，心痛，利大小便，补中益气。生山谷。

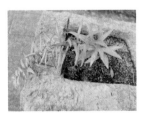 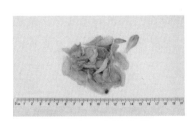

图3-39 百合植物　　　　　　图3-40 百合饮片

实践

一种细叶，花红黄；另一种叶大如柳，茎长三四尺，花白色，宜入药用。百合叶呈长条形，有点像王不留行，叶面光华，有平行的络脉。所开之花有的为黄色，倒垂着盛开，百合花瓣上卷，花蕊朝下，其种子不从花下子房中生出，而是生长在茎叶的夹角处。百合种子掉落于地面，来年发芽生出一片叶子，下面的球状根茎只有指甲盖大小；第二年茎出，不结子，秋后地上部分枯萎，独留地下根茎；第三年发芽可长到两三尺高，上会结子。一株百合上可结很多种子，其子形状类似半夏种子。冬采根，根如蒜，瓣状肉质，色白，质脆，像洋葱一样层层包裹，可以长很多年；一片片，一叶一叶的，象也是肺象，倒过来看，就如同肺包住了心。白色入肺。凉平，入肺。百合味甘，又是地下根茎，里面蕴含所吸收的天气地味，能够入肾，味甘也能入脾，所以它是一味常用的补益良药。

饮片：半透明，偏黄。

尝之，味微甘，凉平，微有苦味，有粉性。

百合凉平能补肺阴，降肺金，所以可以祛热邪，降相火，是一味敛降滋阴的药。肺阴虚之干咳无痰，肺中燥热，用百合非常合适。能利大小便，补中益气，可以药食两用。

补肺阴，肺与大肠相表里，所以也能润大肠，利大便。

凉降，利小便。从肺往下降，是也可以降肺的药。

《伤寒杂病论》中用百合知母等治百合病如有神灵者；百合补肺，肺朝百脉，百合百瓣一蒂像百脉一宗，宰相司职而神得以治。补益肺金，魄健，清肃之气盛，邪魅不生。

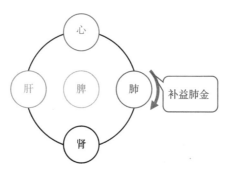

图3-41 百合圆运动图

知 母

一名蚔母，一名连母，一名野蓼，一名地参，一名水参，一名水浚，一名货母，一名蝭母。味苦寒，无毒。治消渴热中，除邪气，肢体浮肿，下水，补不足，益气。生山谷。

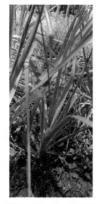

图3-42 知母植物

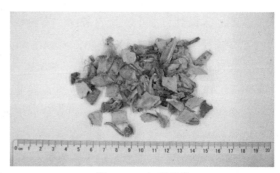

图3-43 知母饮片

实践

叶如菖蒲，四月开花如韭。母是母根的意思，地下的根特别像虫子蚱蟓，生命力极强。

根入药，皮是黄色，饮片呈黄白色。

尝之入口就有苦味，嚼之苦味越发浓郁，有很明显的寒性；味苦，性寒。

黄色入脾胃，苦寒使从心火经脾胃往下降。能够降肺气、胃气，能够清肺、脾胃、心、肾中邪热。

治消渴热中，除邪气，除邪热气。能清胸中及脾胃之热。

肢体浮肿，下水，知母苦寒，能降肺金利水，肺金是肾水之上源。肺为肾之母，金降则补其子，补不足，益气。

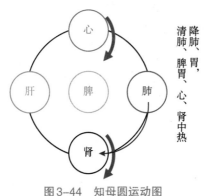

图3-44 知母圆运动图

贝 母

一名空草。味辛，平，无毒。治伤寒，烦热，淋沥，邪气，疝瘕，喉痹，乳难，金疮，风痉。

浙贝母： 清热化痰，开郁散结。

松贝： 清热润肺，化痰止咳。

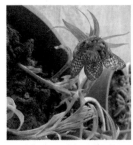

图3-45 贝母植物

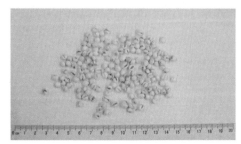

图3-46 松贝饮片

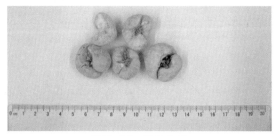

图3-47 浙贝饮片

实践

贝母有多个品种，常见的叶如百合，花向下开，形如肺，像百合花，白色。

母是母根的意思，形如聚贝，如怀中抱月。

松贝，四川省松潘县特产，中国国家地理标志产品。松贝表面米白色，外形小，如豆如珠，又称"珍珠贝"。

根据产地分。伊犁产的称伊贝，浙江产的称浙贝。

贝母辛凉，入肺。辛能宣肺，凉能敛降，对应肺之宣降。辛凉能化热痰，疝瘕，喉痹。

松贝吃起来，没有苦味，清凉、辛的感觉，气往下降。其他的贝母吃起来是苦的。

凉还能清热，治热淋，邪气指邪热。

辛散开泄，能化积聚闭阻，疬瘕，喉痹。凉降肺金，治疗风痉，因为风气导致的痉挛，用金来制约木气。

化肺中热痰，用川贝或将川贝制粉冲服。治疗周身痰核闭阻，用浙贝。

寒咳、寒痰者不能用贝母。

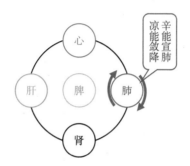

图3-48　贝母圆运动图

白　芷

一名芳香。味辛，温，无毒。治女人漏下赤白，血闭，阴肿，寒热，风头，侵目，泪出，长肌肤，润泽，可做面脂。生川谷下泽。

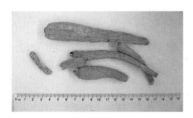

图3-49　白芷

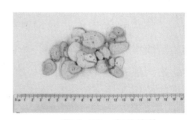

图3-50　白芷饮片

实践

叶对生，伞状花，入伏结子，立秋苗枯。根像胡萝卜，皮黄白。切片，断面白色，味辛香，芳香气浓厚，可作香料。

尝，入口辛香，温，微酸苦，辛香的气息往头上走，辛温发散往上升的药，麻口。眼睛这一块都是辣的，入阳明经。温热的感觉很明显。感觉面部的气血循环加快，所以能润泽面部的皮肤。还能入太阴肺经。

将白芷打成粉，调敷，可以作为天然的面膜。

以其辛温，治寒气侵袭头部和眼睛附近的部位，比如流清涕、流泪——寒热，风头侵目泪出。

可从肝、脾、肺往上升治疗漏下赤白；血不能往上升，反而下陷，变成漏下。升肝，升脾。辛能升大肠。

治血闭、阴肿：取它的辛散温通经络的作用。温肝，治疗寒性的血闭。

长肌肤，润泽：辛温使阳明气血畅达，能生肌、排脓、止痛。

白芷是阳明经的一个引经药，能把药力引入阳明，入脾胃。所以阳明经循行部位之病，如乳腺疾病、妇科炎症等一些妇科疾病，都可以用白芷。

白芷的芳香是能够化浊的，能够把浊气化解掉。若口气很重，可以吃一片白芷。有一个治疗口臭的方子，里面就有白芷：白芷、陈皮、良姜、藿香、佩兰。

气虚者慎用，肺金降敛不足者慎用。

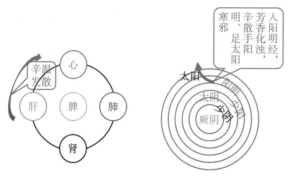

图3-51　白芷圆运动图

紫　草

一名紫丹，一名紫芙。味苦，寒，无毒。治心腹邪气，五疽，补中益气，利九窍，通水道。生山谷。

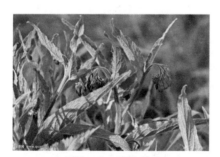

图3-52　紫草植物

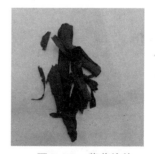

图3-53　紫草饮片

实践

紫草有软、硬二种，能清血分热。

软紫草佳，苗似兰，赤茎青节。二月开花是紫白色，结的果实是白色。三月采根，软紫草根皮一层层的，可以揭开，煮出来的水就是紫色的。可以作为颜料用来染布。

紫草根皮色紫，能入肾；而根皮位于根之外，也有厥阴之意，所以也能够入厥阴；其煮出来的水为紫红色，可入血分。紫草尝之微有苦味，气寒。

味苦寒，色紫，入厥阴血分。心火色赤，肾水色黑，肝木色青，肝藏血，合紫色。

治邪热入血分，出现出血的一些症状。丹毒、紫癜，可以用紫草，凉血活血；但是要辨清楚是真热还是假热。很多紫癜，不一定是真热，要分辨出来。

外邪侵入身体，火毒如果入了血分，让血液沸溢，出现一些出血的症状，发丹毒、疹子一类，可以用紫草来清血分之热。

邪热入心腹，郁热发黄疸，以苦寒清热通利。

苦寒能伤阳，无实热不可用。

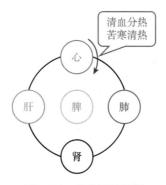

图3-54　紫草圆运动图

苦　根

一名地血，一名蘆茹，一名茜。味苦，寒，无毒。治寒湿风痹，黄疸，补中，止血，内崩，下血，膀胱不足，踒跌，蛊毒。久服益精气，轻身。生山谷。

凉血止血，化瘀通经。

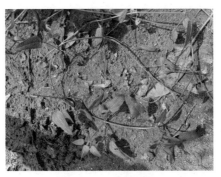

图3-55　茜草植物

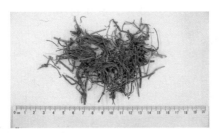

图3-56　茜草饮片

实践

　　茜草茎方，几片叶轮生，其上长有很多细小之刺，触摸有滞涩感。茜草结红色的种子，长势迅猛，能够很快将其他植物掩盖，现在多被当作有害杂草。其根入药，像血一般的紫红色。

　　茜根苦寒入肾，苦也入心，颜色如血，能入血分。茜根能够通过其苦寒来对治湿热郁热之证，比如黄疸等；其入血分，所以能够止血，治疗崩漏。

　　茜草还有一名叫蒛茹，《黄帝内经》中有一方就用到蒛茹，即四乌鲗骨一藘茹丸，治疗精气不足造成的崩漏。因为茜草有滞涩的特征，所以用来做固涩止血之用。

茜根苦寒，也能治疗蛊毒。

茜根主要用来止血，现在经常用治女子月事淋漓不尽、崩漏，若想加强其止血的功能，可以将茜根炒炭使用。

茜根还有通的功能，可以活血化瘀、通经络，治疗寒湿风痹、小便热痛。此外，还能够治疗折跌。

白　鲜

味苦，寒，无毒。治头风，黄疸，咳逆，淋沥，女子阴中肿痛，湿痹，死肌，不可屈伸，起止行步。生川谷。

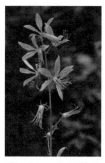
图3-57　白鲜植物

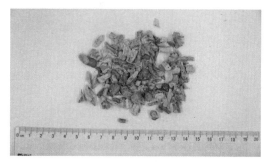
图3-58　白鲜皮

实践

叶似槐似花椒叶，单叶似山茱萸，高尺余，花紫白色，根皮入药，色白。

尝之，入口慢慢觉苦。

气寒善行，味苦能降，清湿热，达肺与皮毛，导水邪。

苦寒，作用在肾、膀胱。苦寒，也可以从上往下降。

治头风，风邪，是木气所化，可以用金性或水性之药，金能制木，水能涵木。也可以用温热之药，让木化为火。

湿痹，味苦寒可以治湿热。

黄疸，湿热郁结所致，用苦寒可以对治湿热。

凉性药对治黄疸。黄疸就像三伏天的郁蒸，气机不流通，又湿又热的环境。三伏天，湿热，出汗。用空调可以把空气中的湿热气变成水排出去。立秋后湿热下降，变干燥，被凉的气所克。

咳逆，如果是肺里有热，黄色的、黏稠的痰，可以用凉来对治。

淋沥，热淋，小便时又热又痛，感觉像火烧一样，这是热气所致。

阴中肿痛，下元，指肾和膀胱，白鲜皮直接作用于下元，又能清下元的湿热。

很多皮肤痒的疾病，抓的溃破了，出血，出水，用白鲜皮洗一下，效果很好。特别是阴痒，多因下元湿、热。

地肤子、蛇床子、白鲜皮（还有苦参），各30克。外洗，对于下体湿痒，有的还起疹子，都很有效。

湿痹，死肌，不可屈伸，起止行步，因为它可以治风湿、膝关节炎属于热痹之类。

虚寒者慎用。

酸 浆

味酸，平，无毒。治热烦满，定志，益气，利水道，产难，吞其实立产。生川泽及人家田园中。

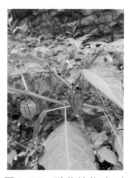

图3-59　酸浆植物（1）

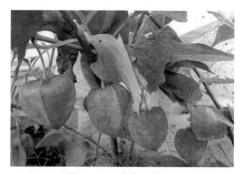

图3-60　酸浆植物（2）

实践

《神农本草经》中有这味药，但是药店现在很少有这味药，少有人使用。

田野里比较多，茎叶青，叶心形不光滑，叶下开花黄白，结实在苞中，口朝下，像子宫里面有个胚胎，内外都是青的；秋天成熟，圆形，梧桐子大。长熟的时候，外面是黄的，里面是紫红色的。若不采摘，外面一层苞皮风吹日晒就会变成一张网，网不坏，里面的种子也不坏。有些地方，酸浆实是红色或黄色的。

凉平。酸甜可口，很多人喜欢采来吃。酸甘化阴。

有点凉性，又有酸味，酸能收敛相火（肝胆），能降肺经，使湿热下降。除烦闷。

定志，湿热下降入肾，定志。

益气，也是指的收敛作用，太热了人的气就会被耗散掉。

在上的热气凉降为水，所以能够利水道。

取类比象，临产服酸浆实，会很顺利地生产。另外是往下降的药，肾水充足了，就能顺利生产了。这味药，没有堕胎的作用，到了瓜熟蒂落时，可以助产。

紫 参

一名牡蒙。味苦辛，寒，无毒。治心腹积聚，寒热邪气，通九窍，利大小便，治牛病。生山谷。

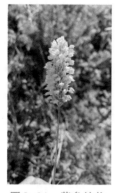

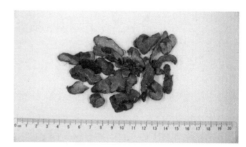

图3-61　紫参植物　　　　　　图3-62　紫参饮片

实践

紫参又叫拳参、草河车。叶似槐叶或似羊蹄，紫花青穗。块根茎入药，皮紫黑，肉红白。味苦辛，性寒，与肺的宣降对应。

断面的颜色为粉紫色，像肺的颜色。

治心腹积聚，寒热邪气，心区和腹部积聚的一些东西，无论寒热邪气都可以用。心肺在一起，肺肿瘤、肺结核、肺结节等也可以用。

苦寒入肾、心，苦味入心，性寒可以清上焦的火，可清心火。

苦是往下降的，降会经过肺和胃。

心、肺、肠胃中的热性积聚，都可以用紫参。

下元的热性积聚，比如子宫肌瘤、宫颈糜烂、妇科炎症等，也可以用。

通九窍，利大小便，苦寒的药能够降金利水，辛能通散、通九窍。能够利大小便。

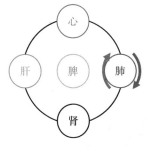

图3-63　紫参圆运动图

紫参汤，治心肺积聚和疼痛，可以治疗肺癌。

《桂林古本伤寒论》紫参汤，治疗下利，腹痛，若胸痛者，紫参汤主之。紫参半斤，甘草三两，上二味，以水五升，先煮紫参取二升，纳甘草，煮取一升半，分温再服。

藁　本

一名鬼卿，一名地新。味辛，温，无毒。治妇人疝瘕，阴中寒，肿痛，腹中急，除风头痛，长肌肤，悦颜色。生山谷。

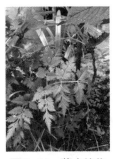

图3-64　藁本植物

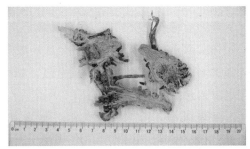

图3-65　藁本饮片

实践

藁，得至高之气。本，树木之本，指根。苗叶似白芷，似川芎而细，五月开白花，伞形，与川芎类似。根入药。

辛散祛风药，其气雄壮，可生达颠顶。

川芎升到头部，是从里面升，入血分；藁本是走表的，也能从肝经往上升，治疗表证用它；藁本比较空虚，而川芎长的非常致密，所以一个走表，一个走里。川芎用来治血分，走里。头部气血不足，用川芎；头皮部有问题，用藁本。

辛温的药走肝，治妇科病，治妇人疝瘕，阴中寒，肿痛。

腹中急，也是因为肝受寒而收引，表现为拘急。

长肌肤，悦颜色：气血能升腾到头面部，气血充盈，使颜色悦泽荣美。

肝经，体内从阴器开始，从身体两侧升到头顶，体表从脚趾往上到期门穴。

治妇人疝瘕，属于肝经的积聚，一般先是气的聚，再是血的聚，最后是有形的聚。可以温散寒邪，治疗积聚不通。

除风头痛，比较轻虚，辛温之气雄壮，能够上到头顶，发散风寒。

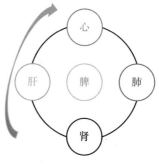

图 3-66　藁本圆运动图

淫羊藿

一名刚前。味辛，温（寒），无毒。治阴痿绝伤，茎中痛，利小便，益气力，强志。生山谷。

原文言性寒，后代人尝药，认为是温。

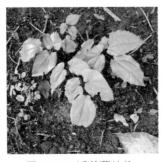

图3-67 淫羊藿植物

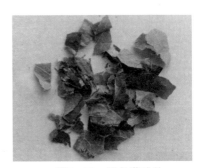

图3-68 淫羊藿饮片

实践

又名刚前（前，指男性生殖器），刚，刚强；又名仙灵脾（脾，指男性器），又名三枝九叶草，叶青色如杏叶，叶子薄，边缘有些小刺。高一二尺。一茎三桠，一桠三叶。

西川北部有淫羊，一日百遍合，盖因食藿所致，故名淫羊藿。鹿发情季节，雄鹿很喜欢吃淫羊藿。

辛温补命门之火，补阳而不补阴。可以鼓舞肾中之阳，治命门寒而阳不举。温而不燥热。

阴痿，就是阳痿。

绝伤，房劳造成的阳痿之类的病。

茎中痛，就是男性生殖器中痛。

益气力，强志，说的是它能够补肾阳。但是这个补的作用没有发散的作用大。主要起到壮阳的作用。

用来治疗不孕不育症。这个时代清心寡欲的比较少，纵欲无度的比较多，所以不可久服，有损精气。

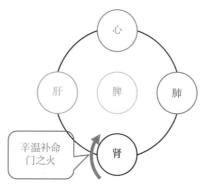

图3-69　淫羊藿圆运动图

黄　芩

一名腐肠。味苦，平，无毒。治诸热黄疸，肠澼，泄利，逐水，下血闭，恶疮，疽蚀，火疡。生山谷。

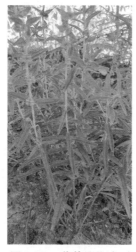

图3-70　黄芩植物（1）

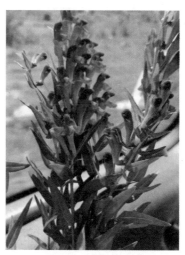

图3-71　黄芩植物（2）

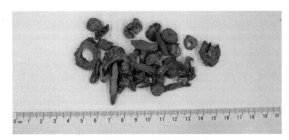

图3-72 黄芩饮片

实践

苗长尺余，茎杆粗如箸，叶细长，两两相对，六月开紫花。另一种叶从地面丛生。根长四五寸，二、八月采根，圆者名子芩、条芩；旧根破者名宿芩、枯芩，多中空，外黄内黑，腹中皆烂，故名腐肠。取象比类用来清大肠火，治热性肠滞、肠出血一类。

味苦，性凉平，从心降到肺，再降到肾。从右路往下降的一味药。清心火，清肺热与大肠热，清肾与膀胱中热。从肝胆的角度来说，也可以降胆。还可以降胃。

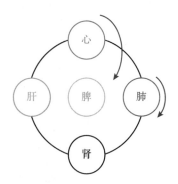

图3-73 黄芩圆运动图

服药入胃，不是只作用于一点。枯芩，轻虚，走肺与上焦，走向偏向肺与大肠。子芩的范围更广，偏下降的作用更强。

枯芩偏于上焦心肺，黄连偏于中焦脾胃，黄柏偏于下焦肾与膀胱。

另外，黄芩是一味重要的降胆的药。小柴胡汤，可以清胆和三焦的热。

诸热，天行热病，热疫，可以用黄芩。但是太阳病发热，外感寒邪发热，风寒所击，荣卫闭阻，郁而发热，这种是不可以用黄芩的。这个热如果化成定在之热，就可以用清热的药了。

恶疮，疽蚀，火疡，热伤到了肺和皮毛，肺热可能造成皮肤的疮疡，黄芩能清肺里的热，也能清皮肤的热。肺痈，用枯芩。热痔，即大便时又热又痛又出血，大肠的火气下移，肺与大肠相表里，也可以用枯芩，能解热毒。

肠澼，热气入了肠胃，大便臭，泻利，泻非常臭的黄色的水，伴随大便的结块，热性腹泻，热结旁流，可以用黄芩。

逐水，加强肺的下降能力，肺为水之上源。

下血闭，热性的积聚，可以用黄芩。

虚寒者不宜用。

茅 根

一名兰根，一名茹根。味甘，寒，无毒，治劳伤虚羸，补中益气，除瘀血，血闭，寒热，利小便，其苗主下水。生山谷田野。

凉血止血，清热利尿。

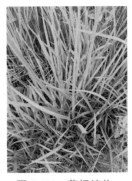

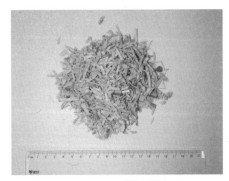

图3-74 茅根植物　　　　图3-75 茅根饮片

实践

茅草的根。根，白色，也有红色。晒干了，里面有硬心。秋冬天采，根甘甜味美。

甘寒入肾，煮水喝，可以治疗肾中邪热造成的尿血。

除瘀血，对治膀胱和肾部位的瘀血，还能治肾结石和膀胱结石。

治劳伤，肾的劳伤。甘味可以补肾之体。房劳伤肾，是可以用茅根甘补肾水。

还可用于血闭、妇科病。

茅根用新鲜的效果好，煮沸的时间不要过长，沸腾后1分钟即可，不宜超过3分钟。

鲜药效果比干药好很多。

其苗主下水，茅草苗叶，茅针，可以治疗小便不利，小便癃闭，因为它能通。清明的时候，茅针就长出来了，拔出来非常好吃。可以止血，治疹子和水痘不能透发，用这个茅针煮水喝，就很容易发出来。茅针长出来，就是花穗，夏天开白茅花，毛茸茸的，亦可以止血。

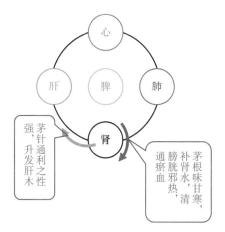

图3-76　茅根圆运动图

紫　菀

　　一名青菀。味苦，温，无毒。治咳逆上气，胸中寒热，结气，去蛊毒，痿蹙，安五脏。生山谷。

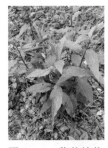

图3-77　紫菀植物

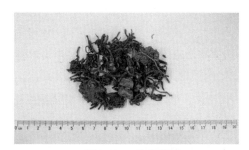

图3-78　蜜炙紫菀

实践

　　紫菀，菀，通苑，根入药，色紫黑，柔软、温婉之状。气味苦温，紫黑水火和合之色。可以引温润之气下行。象如肺金之降相火也。花是紫色。开白色花的名女菀。作用于心、肺、往下降，入肾。

尝之，焦苦味，嚼，剩下的渣不多，温的感觉比较明显。尝起来，是温润的，软的，肉质的，不像细辛中间是一个硬硬的芯。

苦入心、肾。苦温下行。

能通，能降，能润。

紫菀经常与款冬花一起使用。款冬花偏于辛温发散往上升，紫菀往下降，偏于润降。对于长时间咳逆上气的病，比如气喘、气管炎，伤到了肺阴，用紫菀既能降逆，又能润肺止咳。

温润肺金，肺与大肠相表里，所以也可以润大肠，可以治大便秘结。

痿躄：紫菀润泽，偏于滋阴，补阴，就可以用治痿证，下肢萎缩，四肢无力，力气衰减，渐冻人。《黄帝内经》上说，肺叶焦枯，则出现痿证。肺体因为燥邪，或者火热这种邪气，伤到了本体，所有的本体都属于阴。阴伤筋枯，发痿躄，紫菀补肾水升润肝木。

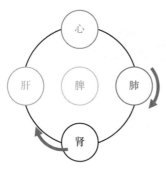

图3-79　紫菀圆运动图

治咳逆上气，与款冬花，一个升一个降，治一些长期的慢性咳嗽、气喘的病。

胸中寒热，结气，气机不利，结于胸中。

去蛊毒，安五脏。紫菀根能通降，通利三焦，则五脏安合，邪僻不生。

狗　脊

一名百枝。味苦，平，无毒。治腰背强，关机缓急，周痹，寒湿膝痛，颇利老人。生川谷。

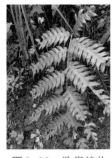

图3-80　狗脊植物

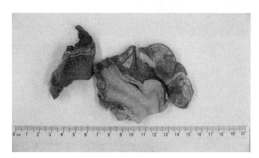

图3-81　金毛狗脊饮片

实践

狗脊是蕨类植物，叶子类似骨碎骨，一茎多叶，入药部位是其地下块状根茎。根部很像狗的脊背骨，且又覆盖金黄色毛，所以又名"金毛狗脊"。狗脊也有黑色的，但常用的是金毛狗脊。

狗脊尝之稍甜微凉，续嚼感觉微发苦。狗脊状似脊椎骨，所以可补肾和骨，治疗腰背强（僵硬）、关机缓急（关节活动不便，重缓不收或拘急）、寒湿膝痛等症。现在，出现脊背痛腰痛的症状都可用之，特别是肾气虚加寒湿之气造成的腰痛，比如腰椎间盘疾病。

蕨类植物长在潮湿的地方，所以也可以治风湿。

草　薢

味苦，平，无毒。治腰背痛，强骨节，风寒湿周痹，恶疮不瘳，热气。生山谷。

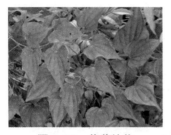

图3-82 萆薢植物

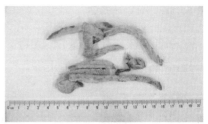

图3-83 萆薢饮片

实践

薯蓣科，蔓生，叶似菝葜，茎有刺，地下根块茎入药，不规则。饮片色黄白。

味苦微辛，气凉平，能治风湿热痹。

利淋浊，祛风湿。

地　榆

味苦，微寒，无毒。治妇人乳痓痛，七伤，带下十二病，止痛，除恶肉，止汗气，消酒，明目，治金疮。生山谷。

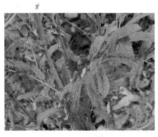

图3-84 地榆植物

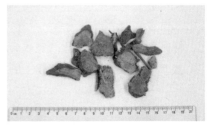

图3-85 地榆饮片

实践

地榆的叶子和榆树的叶子很像，比较光滑。茎是红紫色的，至少有一半是红紫色的。花、果实紫黑如桑椹；宿根会长很多年，用根，皮黑紫里紫色。

味苦微寒，微酸。降敛封藏；红紫色，主要是用于凉血止血。有活血化瘀的功能，还能解毒。

苦微寒，入心、肾，可从心右降于肾。根色红，封固血气。所以能够止汗。

地榆有活血化瘀之功，可以治疗七伤。七伤：食伤、忧伤、饮伤、房室伤、饥伤、劳伤、经络营卫气伤。

地榆有收敛止血之功，可以治疗妇科出血以及带下等病症。止血用时可以炒炭。带下十二病：指妇科诸病（三十六疾：妇科病，十二症，九痛，七害，五伤，三痼。十二症：一如青泥，二如青血，三如紫汁，四如赤皮，五如脓痈，六如豆汁，七如葵羹，八如凝血，九如青血似水，十如米汁，十一如月浣，十二如经度不应期）。

食伤，饮食自倍，肠胃乃伤。伤其络脉，地榆苦酸收，可续绝伤。

妇人乳痉痛，乳腺的疾病，气血凝聚的，也可以用地榆通经络的作用治疗。

消酒，酒是发散的，用固涩收敛能够消酒。

热证有血，宜用。

虚寒下陷出血者忌用。

海　藻

一名落首。味苦，寒，无毒。治瘿瘤气，颈下核，破散结气，癥瘕坚气，痈肿，腹中上下鸣，下十二水肿。生东海池泽。

实践

海藻是海里生的植物，日常是一种菜，很美味。海藻、昆布、海带，功用类似。

尝之，味咸，寒性，没觉得苦。咸寒降敛。

咸味入心，降心火，咸味入肺降肺金，利水。

咸味软坚化结，能够破散结气。

咸，入心与肺，降心火又能敛降肺气，治疗热性之癥瘕坚气、痈肿，又可治瘿瘤气。

腹中上下鸣，下十二水肿，通过降肺的功能，把水往下敛降。

现代科学研究，海藻、昆布等含碘，可以治疗缺碘等大脖子病——瘿瘤。

食盐中人为加化学元素碘，但是吃多了，也可导致甲状腺结节、肿大、肿瘤等多种疾病，治疗的时候反而可以用海藻、昆布来治疗。植物里面含的碘与人工化学合成的物质碘完全不是一回事，起治疗作用的是气味，不能简单地认为是某种化学成分。

落首，痈肿落下去，首也就没那么大了。

瘿瘤、瘰疬发于脖颈里面，耳朵后边，项后的结节、肿瘤，用海藻的软坚化结功能，效果很好，配合生甘草相激相荡，效果更好。

十八反中言海藻与甘草一起用有毒，古代没有这个说法，《伤寒论》中甘遂半夏汤里，甘遂、甘草就同用，附子粳米汤中附子、半夏同用。先师讳李可先生用药，主张恢复到汉代张仲景时期的用药方法，恢复汉代剂量，不局限于"十九畏，十八反"之说，创制《三畏汤》，丁香、郁金，人参、五灵脂，赤石脂、肉桂，用于治疗多年的腹泻肚子胀，非常有效。海藻30克，甘草30克，一起用，治疗肿瘤、结节。附子、半夏更是经常使用。

如果学习局限于后人的管窥认知，永远也回不到古人的思维角度。

先师案例，肝肿瘤患者，肋骨下板结，青筋一条条，先师用海藻30克、甘草30克及南星等，患者服用了半个月，肿瘤就软了，小了一半，服一个月，只剩几厘米大了，效果非常好。

海藻，可以利水，用于治疗各种水肿。肿瘤引起的腹水，也可以用海藻。

泽　兰

一名虎兰，一名龙枣。味苦，微温，无毒。治乳妇衄血，中风余疾，大腹水肿，身面四肢浮肿，骨节中水，金疮，痈肿疮脓。生诸大泽旁。

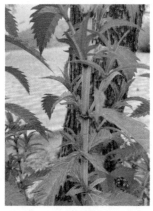
图3-86　泽兰植物（1）

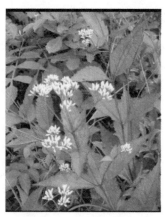
图3-87　泽兰植物（2）

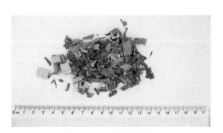

图3-88 泽兰饮片

实践

植物基原有多种，林泽兰茎紫色，地上部分是药，茎是四方的，上下能通，叶对生。另一种，地瓜儿苗，长到两尺多高，其苗色青，叶子对生，叶边缘有锯齿，茎秆呈四方形，剖开后里面是清虚的絮状物，上下可通气，但叶子对生的关节处除外。泽兰的嫩苗可食用。根是地笋，形如连珠，当菜吃。泽兰的入药部位是地上的茎叶。

泽兰尝起来稍有苦味，苦，微温。泽兰走血分，治水肿，破瘀血，消癥瘕。

茎秆形方中空，有矩之象，可以让气血循规蹈矩地按照规定路线运行，能通能止。泽兰通的能力可利水道、可通血脉，活血化瘀，如此能够治疗大腹水肿，身面四肢浮肿，骨节中水，金疮痈肿疮脓；它止的功能可止血，治疗乳妇衄血。

泽兰和益母草经常一起使用来治疗瘀血，比如产后经络不通、月经闭经之类的病症。

防　己

一名解离。味辛，平，无毒。治风寒温疟，热气，诸痫，除邪，利大小便，通腠理，利九窍。生川谷。

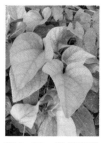

图3-89 防己植物

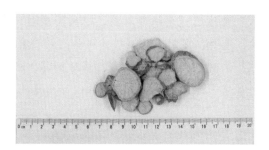

图3-90 防己饮片

实践

一种是汉防己，又名粉防己；一种是木防己。

饮片断面像车辐一样，与人体的腠理形象类似。

木头有纹理，有横、竖，石头也有纹理，人也有纹理，脏腑也有纹理，可以从内到外，通汇元真之处，从上到下，内外是通透的，卫气运行的通道就是腠理。

防己饮片的外形，从中往外运旋的象，可以从里到外，也可以从外到里，内外交通。

防己能通腠理、十二经、九窍。味苦、辛、寒凉，用于清利湿热。

防己主要作用于膀胱经下部。

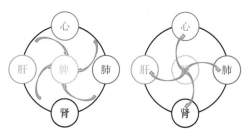

图3-91　防己圆运动图

汉防己，是根部入药，根大而虚通，有粉性，中有车辐花纹，色黄，多用于祛湿热，利水。入下焦，祛湿热。

木防己，是木质藤本，蔓延如葛，折其茎一端吹之，气从中贯通。根入药，断面质硬，纹如车辐，多用于祛风。

牡　丹

一名鹿韭，一名鼠姑。味辛，寒，无毒。治寒热，中风，瘛疭，痉，惊痫，邪气，除癥坚，瘀血留舍肠胃，安五脏，疗痈疮。生山谷。

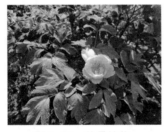

图3-92　牡丹植物

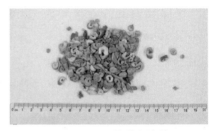

图3-93　牡丹皮饮片

实践

牡丹是木本植物，开花后其地上茎杆不枯，但如果气温过于寒冷也会死掉，来年可从根部重新发芽，长势迅速，能很快出蕾开花。牡丹花盛开于三月，所开之花艳丽，是所谓"花中富贵者"。观赏用的牡丹有重重叠叠的花瓣，而药用的牡丹花瓣比较单薄，颜色为紫红色，根皮入药，采牡丹根的季节是在秋后或冬季。牡丹根系发达，收集时一棵留两三条根，而将其余的剪下，刚采下的牡丹根长大概一两尺，有小拇指粗细，之后用刀刮去表面的粗皮露出里面的紫红色内皮，再去芯。牡丹皮饮片因去芯而有缺口，外面是粉紫色，里面偏粉白，富含粉性物质。

牡丹皮尝起来味辛，有寒凉之感。

一年分为六气，而牡丹花盛开在六气中的第二气——少阴君火的季节，颜色为紫色，所以对应于心，其根皮味道辛散，所以有宣通发散的作用。牡丹入药部位是根皮，为储存少阴能量的处所，所以也能够入肾。

牡丹皮辛散能通畅经络血脉，味辛也能够祛风，治疗寒热中风，瘛疭、痉、惊痫。

因为植物的根部都具有很强的疏通能力，所以牡丹皮能够除癥坚。牡丹皮发粉色，整条就如同血管一般，富有韧性，而且味道辛散，能够活血化瘀，消散留舍肠胃的瘀血。

牡丹皮里面有粉性的成分，容易生虫（泽泻有甜味，也易生虫）。在存放药材时，老药工口耳相传的方法，就是将泽泻和丹皮放于一处，如此则两味药皆不长虫，若分开存放二者皆易生虫。

牡丹皮能够入肾补肾，性寒，可清肾中邪火。在金匮肾气丸和六味地黄丸中都含有丹皮。人服用这些补肾之药，精气稍足后就容易产生淫欲之心，而加入丹皮就能够清除欲火，以保证所补的精气不至于随意被消耗。因此，若按照正常的药物配比，服用六味地黄丸或金匮肾气丸后，人不会生起淫欲之心。

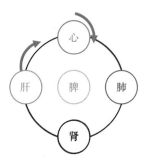

图3-94　牡丹皮圆运动图

款冬花

一名橐吾，一名颗东，一名虎须。味辛，温，无毒。治咳逆上气，善喘，喉痹，诸惊痫，寒热邪气。生山谷及水旁。

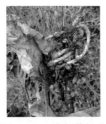

图3-95　款冬花植物

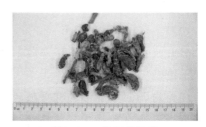

图3-96　款冬花饮片

实践

款冬花名字中的"款"有至、到之意，所以"款冬"是指到冬季寒冷时开花——到十一月开花，腊月或正月采，在冰雪的覆盖下它也能绽放。款冬花期在冬季说明它具有很强的耐寒性。款冬花色黄，花蕾为浅红色，其叶子类似苍耳叶，一般采集它未盛开的花蕾来作药用。款冬的花蕾上有十分柔软的绒毛，将之掰开后会看到里面有丝相连；不只花蕾，款冬叶中也富含细丝状物质。款冬花蕾闻之清香，尝起来略有甜味，有温性的感觉且芳香辛散。

能够转极寒之气为阳气，有阴极生阳之象，并通过其辛温发散之气来祛散寒邪。

款冬花能治疗咳逆上气、一些善喘之病，比如哮喘等，包括喉痹都可使用。因为味辛性温，所以它也可祛散寒邪，消除由受寒引起的风寒感冒之类的症状。款冬花有治惊痫的作用，特别是一些因受寒所导致的高热惊搐，可用其辛温散寒的功用来对治之；若痫证是因寒气凝阻头部经络而伤到头部阳气所致，此时可用款冬治疗，但若是其他原因所造成的痫证——有的是因在胎中受到惊吓而造成的先天不足，有的是因中毒或打疫苗所致，导致邪气深入少阴厥阴之中，这些就不在款冬花能够治疗的范畴之内。

款冬花气香，辛温的特点非常明显，入药一般会用蜜来炮制成"炙冬花"，炙冬花经常和炙紫菀一起配合使用，冬花辛温发散，而紫菀可降肺，如此一升一降，对于肺中有沉寒痼疾，已伤及肺体肺阴之症，比如哮喘等的治疗效果都很好。款冬花在使用的时候除了内服，还可以卷成烟卷直接吸入烟气，或放入熏香盒中，熏至汗出，来祛散肺部经络中的寒邪。

款冬花在极寒时节化生出阳气以升发，这种特征隶属于厥阴，而冬季又属于六气中的太阳寒水，是肾气封藏最盛之时，所以它又能入少阴。款冬能够从至阴之地开出至阳之花，说明它有很强的转阴化阳的能力。能够发散寒邪，而不伤正，发散的力量相对麻黄来说，没有那么猛烈，能把寒邪转化为升发之气，甚至是转变为宣通之气；麻黄是直接把里面的气发散出去，开通腠理。

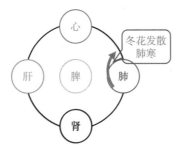

图3-97　款冬花圆运动图

石 韦

一名石䩅。味苦，平，无毒。治劳热邪气，五癃闭不通，利小便水道。生山谷石上。

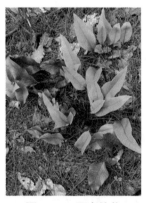

图3-98 石韦植物

实践

石韦是蕨类植物。长在潮湿的环境，蔓延石上，生叶如皮，故名石韦。韦，兽皮。地下宿根长出一茎一叶。用其地上部分。干了像皮革一样厚硬。

味苦凉平，能清湿热，利尿通淋。

案例，有一膀胱癌患者，症状是：小便不利，尿频，小便时很痛，小便要用很大的力气，近乎于癃闭，属于中医的淋证。手术切除后，还是小便不利。中医认为小便不利，有可能是肺的问题，有可能是感冒留下的后遗症，也可能是热气郁在下元，等等。此案例用蒲草、茅根、石韦、海金沙、栀子，通下焦，吃了十多剂药，之后一年再没有出现这些症状，后来经医院检查也未见复发。两年后又有点淋的症状，又吃这些药，再次痊愈。

瘾闭，有实有虚，要辨证使用。肾气虚不能司开阖者，忌用。

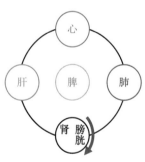

图3-99 石韦圆运动图

黄 连

一名王连。味苦，寒，无毒。治热气，目痛，眦伤，泣出，明目，肠澼，腹痛下利，妇人阴中肿痛，久服令人不忘。生川谷。

味连：簇有突起。

雅连：单枝较长。鸡爪连。

云连：细小成钩，单枝。

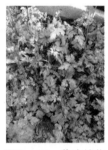
图3-100 黄连植物

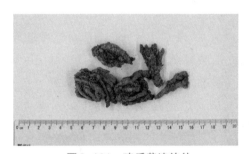
图3-101 鸡爪黄连饮片

实践

黄连的叶子像芫荽，高尺许，一茎生三叶，凌冬不凋，四月开小黄绿花；多年生宿根入药。

尝之，味苦的很正，但不能算是最苦的药。性寒，能降，清热利湿，泻火解毒。

苦，入心、肾。

寒性的药直接往下降，凉性的药从右路往下降，寒性的药不仅从右路走，还直接从中路往下降。黄连从心往下降，经过脾，到肾。作用于心、脾、肾、肺。

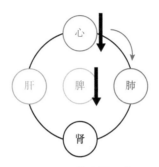

图3-102　黄连圆运动图

颜色特别黄，正黄的颜色。入脾胃。

苦寒，作用于心，能治心火上炎。心火不降，口苦，目眵（眼屎），溃疡，红肿，内眼角、外眼角溃烂红肿，都可以用黄连。目内眵属于心，目外眵属于肺，心肺都可以用黄连来清火。

眦伤，泣出，明目：眼角红肿溃疡流泪。

肠澼（痢疾，热性的可以用黄连。寒性的不能全部用黄连），腹痛下利（热性的腹泻，一般都泻的比较急，夹杂矢气，大便金黄色，热气也会让人腹泻）。

妇人阴中肿痛，属于下元的热证可用。

久服令人不忘，苦能够坚固肾气。肾气充盈，就能让肾藏志。

黄连，清心火，苦能让肾封藏。现在诱惑太多，很容易让人的神志飞扬，所以治疗遗精的问题，肾气受伤，精关不固，属于神不守舍、妄念纷飞的，用黄连打成粉，一天0.5克，用莲子心（也很苦）也打成粉，一天1克，每天晚上睡觉前，含咽下去，苦得没有妄想，能清净邪念。

黄连用多了，会伤到脾胃之阳、心阳。

实热湿热，定在之热可用，虚热忌用。

沙 参

一名知母。味苦，微寒，无毒。治血积惊气，除寒热，补中，益肺气，久服利人。生川谷。

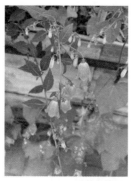

图3-103　南沙参植物

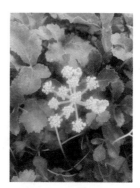

图3-104　北沙参植物

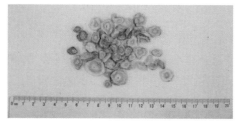

图3-105　北沙参饮片

实践

北沙参像党参、桔梗。尝起来，有点苦。白色偏黄。

南沙参粗，黑，轻虚。里面空虚。用力握就缩小，松开就恢复。与肺的构造类似。

北沙参、南沙参都是滋阴的药。都是微寒，从肺往下右降，能够润肺补阴。北沙参的清热功能强。南沙参力弱。

能够除惊气；用凉的药，来对治肝风。

除寒热，指除热。

补中，能够让中气收敛。

久服利人。

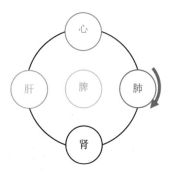

图3-106　沙参圆运动图

桔　梗

味辛，微温，有小毒。治胸胁痛如刀刺，腹满，肠鸣幽幽，惊恐悸气。生山谷。

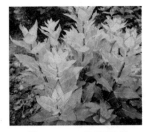　　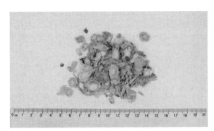

图3-107　桔梗植物　　　　　　图3-108　桔梗饮片

实践

桔梗科多年生草本植物，药用根。原植物与南沙参极为相似，花也是蓝紫色。根和北沙参颜色一样，皮下有一圈浅黄色。

尝有温暖的感觉，辛的味道。

辛，微温，入肝、脾、肺。

桔梗是温气往上辛散，往上温通的一个药。能散肝、脾、肺中的寒气。都是从中焦往上升，能升到咽喉。咽喉这个部位的不舒服，有寒邪，有痹，有气血凝滞，可以用桔梗。《伤寒论》中有桔梗甘草汤，可以治咽喉不舒服。

胸胁痛如刀刺，气血凝滞，气凝滞于肝，就会胁痛，桔梗的温和辛，能够让凝滞的肝气疏散开来。

腹满，肠鸣幽幽，脾胃气血阻滞，气机通行不畅。

惊恐悸气，肝胆气虚，温能补益肝气。

中焦和上焦，凡是气血凝滞，都可以用桔梗。因为它辛温，可以散寒、通络。

后世医家说，桔梗能够如船一样，载药上行，本身就是辛温往上走，而且能够散寒，开瘀滞。

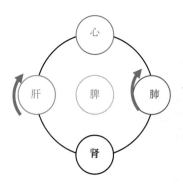

图3-109 桔梗圆运动图

莨菪子

一名横唐。味苦，寒，有毒。治齿痛出虫，肉痹拘急，使人健行，见鬼，多食令人狂走，久服轻身，走及奔马，强志，益力，通神。生海滨山谷。

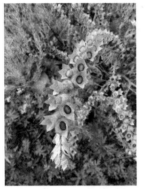

图3-110 莨菪子植物

实践

能治疗癫狂，牙疼，蛀牙。

翘　根

味苦，寒，有小毒。治下热气，益阴精，令人面悦好，明目，久服轻身耐老。生平泽。

实践

连翘的叶子是心形。花有黄色、白色。花能治口腔溃疡。

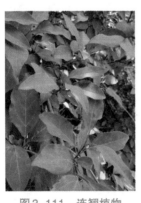

图3-111 连翘植物

连翘，种子的壳。连翘的籽，可以清心热。过去用根，现在很少用根，都是用种子的壳。老翘，枝头自然干的果壳。青翘，青色的时候采下来，晒干。

根能清下热，益阴精。

连翘，清热解毒。

银翘散，治发热。治疗定在之热邪，症见嗓子痛、红肿、溃疡。

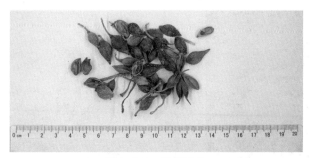

图3-112　连翘饮片

金银花被称为疮疡科的圣药，连翘经常配伍金银花使用。
麻黄连轺赤小豆汤，治郁热发黄。

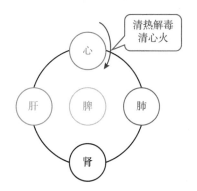

图3-113　连翘圆运动图

萱 草

一名忘忧，一名宜男，一名歧女。味甘，平，无毒。主安
五脏，利心志，令人好欢乐无忧，轻身明目。

利水凉血。

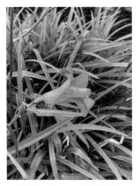

图3-114 萱草植物

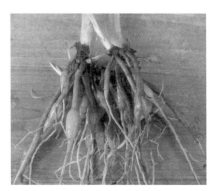

图3-115 萱草根

实践

百合科萱草，多年生草本植物。四五月份采花蕾，做菜——黄花菜。八九月采肉质根茎入药。味甘而气微凉，能祛水利湿，利心志，令人心平气和，无有忧郁。其花也可入药，两者皆有使人忘忧的功能，所以萱草也被称为"忘忧草"。

根，味甘，能补脾阴；脾变动为忧，忧伤脾。味甘，入肾，补肾水定志。

植物之花是木气化火之象。若木气升发不畅且受到压抑而产生郁结（木曰曲直，喜条畅，不喜压抑，是所有人的本性），可用花类药物如萱草花散开体内的郁结之气，使木郁化火。

栀 子

一名木丹。味苦，寒，无毒。治五内邪气，胃中热气，面赤，酒疱皶鼻，白癞，赤癞，疮疡。生川谷。

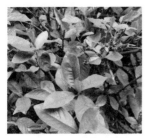

图3-116 栀子植物

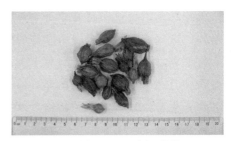

图3-117 栀子饮片

实践

栀子是常绿灌木，有两种：一种为大叶栀子，一种为小叶栀子。叶类似李子叶，对生，革质、光滑。栀子开六瓣的白色花朵，香气怡人，秋结果，生时为青色，成熟后变为金黄色，外皮生有多条棱边，里面所含的仁是红黄色。果实入药，栀子是一味常用的清热解毒之药。

尝之，栀子有寒凉之气且味苦，苦味下行，并且消散较快，甚至最后会有回甘的感觉。苦味可入心肾，其又为种子，也与肾有关，色黄入脾胃，所以栀子可入上中下三焦。

植物的根长于地下，有很强的通达能力，且树根可吸取水分地味上呈于茎叶，有一种从下往上升的趋势，若是块状根茎，也有自上而下封藏的作用；种子处于封藏的状态，最终皆会掉落地面，所以有一种自上而下的倾向，在人体中可下降入肾。

栀子苦寒，能入心降心火，也可清脾胃、肾和膀胱中的邪火，是一味苦寒清热之药，治疗五脏内热邪气以及胃中热气。火邪上炎于面部，导致面色缘缘正赤，可用栀子以清之。

酒疱皶鼻，就是俗语所说的"酒糟鼻"，主要症状就是鼻子红紫，经常溃破，上面可看到丝丝缕缕的红丝。鼻居于人面部的中间位置，也对应脾胃中气，鼻子红肿且其上生有大大小小的痤疮坑点，这说明脾胃中有郁热，若鼻上形成丝缕般的血色络脉，这代表不仅脾胃，而且肺的络脉中可能也有邪热，因肺开窍于鼻。很多哮喘患者，鼻子上会有明显的紫暗的血络。有些人肺与大肠的络脉中有热邪瘀滞，会在面部大肠经所循行的部位产生紫红或紫黑色的瘀络。以上热邪瘀滞所产生的症状可用放血疗法，也可用栀子来治疗。

栀子能够治疗白癞、赤癞、疮疡。癞证是恶疮，生癞处瘙痒难耐，溃破后流脓水，被此脓水触碰的身体其他部位也会生癞，所以它是一种传染性很强的皮肤病，重者属于麻风病。以前很多儿童容易得癞病，而且头部一旦生癞，会留下斑秃。也有疥癞，皮肤中有疥虫所啮。病因是风邪郁遏化热或者生虫。栀子生于枝端，轻虚外达，轻飘而上。苦寒清头部、皮肤之热。

栀子善清三焦郁热，上焦热导致的酒疱皶鼻，中焦郁热引起的黄疸，因小肠或三焦移热于膀胱出现的小便热淋疼痛、滴漏不尽等，皆可用栀子治疗。《伤寒论》中有栀子豆豉汤，通过使人呕吐的方法来清除上焦之热。

入三焦、太阳、膀胱、胃腑，苦寒清邪热。也能清下焦热淋。

三焦的相火、小肠丙火下陷到膀胱，而患淋证，症见小便热痛频数艰难，感觉尿不尽，小便时像刀割一样痛。

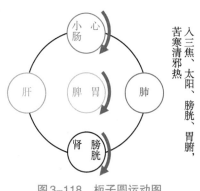

入三焦、太阳、膀胱、胃腑，苦寒清邪热

图3-118　栀子圆运动图

栀子能清三焦的郁热，使之屈曲下行，有小便出。

虚者慎用。

竹 叶

味苦，平、无毒。治咳逆上气，溢，筋急，恶疮，杀小虫；
根作汤益气，止渴，补虚，下气；汁治风痓；实通神明，益气。

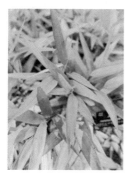
图3-119　淡竹叶

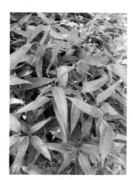
图3-120　竹叶

实践

竹，种类甚多，堇竹、苦竹叶佳；还一种是淡竹叶。

嫩竹叶可以当茶喝，利尿，消暑，止渴。

苦入心，凉平入肺，这是一个从上降于下之药。

治咳逆上气，降肺清热，治疗肺
热咳嗽。

溢，溢饮，皮肤肿起来的症状。

恶疮，皮肤因热邪生疮。

杀小虫，比如皮肤螨虫，痒，起
水泡。

风痓，抽搐一类的病，一般是由
痰所致，竹沥可以止痉豁痰，新鲜的

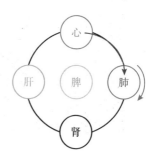
图3-121　竹叶圆运动图

竹笋有辛辣的味道，这个辛辣的味道就可以破痰、化痰。所以在咳嗽非常严重，或是有些抽搐性的疾病，痰很多的时候，可以用竹沥。竹沥：新鲜的竹子，切成一段段，一头用火烧，另一头流下来的液汁。

竹子开花结实后，即枯死。竹实不常见，通神明。

淡竹叶，是另一种植物，竹状草本，高一二尺，叶似竹，根结子如麦冬。利小便，去烦热，清心。

蘗木（黄柏）

一名檀桓。味苦，寒，无毒。治五脏肠胃中结热，黄疸，肠痔，止泻利，女子漏下赤白，阴伤，蚀疮。生山谷。

关黄柏：生于吉林、辽宁，树皮、叶落如椿，实如女贞。

川黄柏：黄皮树的树皮。

柏木，黄柏丝、片，用皮切制。

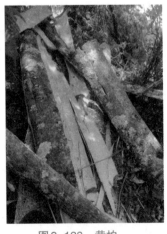

图3-122　黄柏

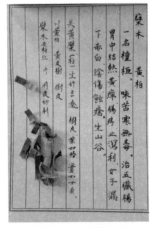

图3-123　黄柏饮片

实践

蘖木，即今之黄柏，药用部位是树皮。黄柏的来源有两种：一种是来自关黄柏的树皮，关黄柏叶形似椿树叶，羽状复叶，叶对生，子类似女贞子，产于吉林、辽宁。另一种源自黄皮树的树皮，叶较小俗称"川黄柏"，两种树皮皆为黄色。

黄柏味苦，入心肾，又为树皮，隶属于太阳、阳明，色正黄可入脾胃。

树皮有交通上下气机的作用：植物通过根茎吸收水分地味，营养经树干上呈输布于枝叶，而天气被在上的叶片吸收后，通过树皮下行入根。植物的气机循环以升降为主，树干主升而树皮主降。所以黄柏作为树皮，有下降的作用，能够作用于肾和膀胱。它性寒，可清五脏肠胃中结热，治疗黄疸、肠痔、止热性泻利。人体下焦若有湿热，在女子会出现各种妇科炎症，比如漏下赤白、阴伤等，在男子会产生下体湿养之症，此时可用黄柏的苦寒对治。

蚀疮是湿热生虫，虫啮下体所产生的疮疡之症，皆能用黄柏治疗。

黄柏苦寒入肾也能够助封藏；知柏地黄丸中就有黄柏，能够清下焦邪热，治疗一些相火妄动或欲火炽盛之症，比如频繁遗精、梦交等。

阳虚者禁用。

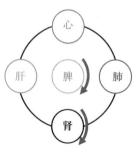

图3-124　黄柏圆运动圆

吴茱萸

一名藙。味辛，温，有小毒。主温中，下气，止痛，咳逆，寒热，除湿血痹，逐风邪，开腠理，根温，杀三虫。久服轻身。
生山谷。

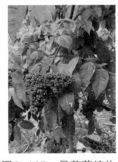

图2-125　吴茱萸植物

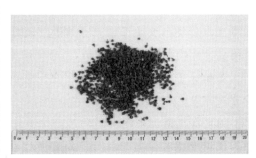

图2-126　吴茱萸饮片

实践

吴茱萸木高丈余，皮青绿色，叶似椿而阔厚，紫色，三月顶生聚伞状白花，雌雄异株，七八月结子，似花椒籽，八九月嫩时采微黄果入药；熟深紫，阴干。

药用嫩果，青褐色。产在吴地，长江以南。

尝，起初清香满口，然后感觉辛辣，接着才感觉是苦，下到咽喉，特别苦，嘴巴没有特别苦。温热的感觉很强烈。气味俱厚，入足三阴经。

存放时间越久越好，中药有"六陈"之说，指的便是陈皮、半夏、枳壳、麻黄、狼毒、吴茱萸；用当年新产的反而不好，辛烈的气太强烈了。

用吴茱萸时，用开水烫洗3次，再入煎，就是为了祛除燥烈之气。

辛温入肝，味辛烈发散力强，通经络祛风湿，故能温中、除湿血痹、逐风邪、开腠理。

止痛：寒邪凝滞，人身体里的气机，无时无刻不在流动，寒气会导致气机凝滞。比如肠胃时刻在蠕动，如果凝滞，则易患肠梗阻。

女子痛经，通常是因吃了凉东西，或是经期洗了冷水，包括洗头发，气血凝滞在血室所致。

吴茱萸用它的辛烈温热来温通发散寒湿凝滞，所以有去痛的作用。

止咳逆：肺里面有寒，吴茱萸有温肺的作用，不但能够发散寒邪，而且因其气味俱厚，还能使气下行上达，能够治疗腹满膨胀、呕吐涎沫等寒邪中阻的症状。《伤寒论》中有吴茱萸汤。

吴茱萸的辛温发散，能通开通腠理、三焦，可以把风寒湿邪驱逐出去。

吴茱萸也是防瘟疫很好的药；井上宜种吴茱萸，叶落井中，饮其水，无瘟疫；悬其子于屋，辟鬼魅。有重阳佩戴吴茱萸登高的风俗。

有一次尝药的记忆深刻：2018年，我在灵石随师父学习，6月1日尝服小建中汤，杭芍90克，桂枝45克，炙甘草30克，大枣12枚，生姜45克，饴糖。两三日，右下腹及腹股沟有坠感隐痛。全身感觉沉重乏力；用桂枝、当归升肝的药，喝下去稍有缓解，药力一过去，就又感觉不舒服了。多日不解。无奈问师父，师父说："吴茱萸30克。""我回去试试。""试啥，喝了就好！"其实我是"试药的意思"。果然覆杯而愈。但是只喝了一次，后来还是隐隐地有点不舒服。

当归在肝的最左边往上升，桂枝再上一点，如果问题在肝的下面，那么当归和桂枝是不起什么作用的，需要从下边往上升。冬至一过，气就开始往上升了，生发之气就有了，所以生发的点不一样。而且吴茱萸还开通腠理，往上能发散，往下也能通，能够温通十二经。

吴茱萸汤治疗肝寒痛经也是一个绝妙的方子，痛到休克、急救、呕吐，头顶都痛，用吴茱萸汤，一般3剂就好，而且下次不会再痛。这种严重的痛经，就是肝经被寒邪阻滞。肝经在体内是从下肢到头顶，吴茱萸生于枝顶，气味皆厚，气厚则升，味厚则降。所以用吴茱萸能够上升下达，温通经络，祛除寒邪，能够从厥阴祛邪外散。

阑尾炎、胰腺炎初起的时候，如果用吴茱萸汤，可能会阻断病机而痊愈。

另外，吴茱萸也可以外用祛风寒湿，效果很好。

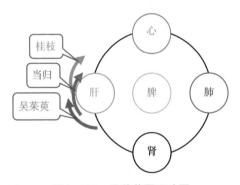

图3-127　吴茱萸圆运动圆

桑根白皮

味甘，寒，无毒。治伤中，五劳六极，羸瘦，崩中脉绝，补虚益气。

叶主除寒热，出汗。

桑耳，平，黑者治女子漏下赤白汁，血病，癥瘕积聚，阴痛，阴阳寒热，无子。

五木耳，一名檽。益气，不饥轻身，强志。生山谷。

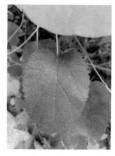

图3-128　桑叶

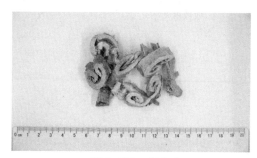

图3-129　桑白皮

实践

桑树的根，表皮金黄色，把粗皮去掉，色白。

甘寒，能降肺泄热，行水。

桑树是东方七宿中箕宿的精华。木中的水，补水和木；皮，也能补肺，收敛肺气。

桑叶能够除寒热，治疗出汗，收敛。经霜桑叶，治疗温病发热，收降相火。

桑椹子，黑色，补肝肾，乌发。

桑树上结的木耳，木气所化，可以补肝。

桑树上生桑黄、木灵芝一类，治疗癥瘕积聚，可治肝肿瘤之类。

桑树的嫩树枝，可以治经络不通之胳膊腿痛。

桑材，做柴火熬药，熬膏药。不许用寒性的木材去熬温补药。

桑树，非常柔韧，不易断。

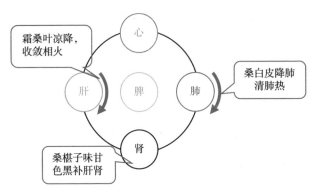

图3-130 桑叶、桑椹子、桑白皮圆运动圆

枳 实

味苦，寒，无毒。治大风在皮肤中如麻豆苦痒，除寒热结，止利，长肌肉，利五脏，益气，轻身。生川泽。

破气消积，化痰散痞。

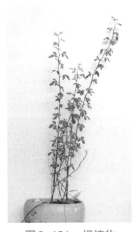

图3-131 枳植物

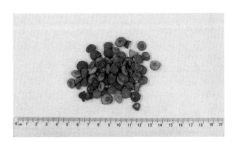

图3-132 枳实饮片

实践

枳，高五七尺，多刺，叶细，春生白花，四月、五月采摘青果或采集自落果，如橘而小。皮厚而小，是枳实。

枳，人常以为篱笆，刺多而长，能开破壅滞。

枳实尝之味苦，气烈，开破之性猛利，有推墙倒壁之功，能推荡胃腑积滞实邪，破气消积，除寒热结——脾胃里面的饮食积聚。

化痰散痞，橙子皮、橘子皮，以其辛香等都可以化痰、理气、化浊。

治大风在皮肤中如麻豆苦痒。临床中用治风团、荨麻疹效果不明显，总须辨证使用，枳实是由中焦向外辛散，如果是肺卫不收的风团痒症，不宜使用。

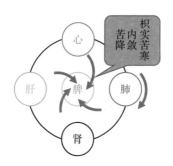

图3-133　枳实圆运动圆

厚 朴

味苦，温，无毒。治伤寒，头痛，寒热，惊悸气，血痹，死肌，去三虫。生山谷。

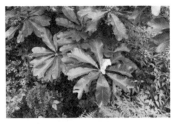

图3-134　厚朴植物

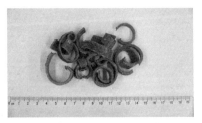

图3-135　厚朴饮片

实践

厚朴是木兰科朴树的树皮，产于四川、湖北、浙江等地，落叶乔木，高达十多米，叶片也很肥大；树皮入药，厚朴饮片颜色为灰褐色，有油润之感，呈卷状。

厚朴尝之有苦味，感觉舌尖有明显的辛辣之感，气为温性。

厚朴是树皮，可入肝木，助肝之升发，其味苦且厚，在人身中有下降的趋势；它又具有辛辣之气，温可上升，所以厚朴作用在人体中可升可降。

厚朴的温散作用能够治疗伤寒造成的收敛性头痛，能上达颠顶，从内部发散寒热邪气。

人的舌尖属于心，舌根对应肾，肝对应舌的两侧边，中间属于脾胃，舌尖旁边属于肺。舌头的作用是感觉五味，而不同舌区对不同味道的敏感度不一样，比如舌尖最能感知甘甜，舌根对苦味最为敏感，对于酸味的感知主要集中在舌的侧面，等等。对于厚朴的辛辣之气，舌尖的感觉最为明显，所以厚朴也能入心，通过增强从肝到心的气机，如此来治疗惊悸气（悸是因心火不足，惊是因肝木不足）。

厚朴性温入肝，且肝又藏血，所以它可以温通血脉，治疗血痹之证；气血畅通后，就能够推陈出新，去除死肌。虫多长于气机郁滞封闭之处，而厚朴可以其温中发散之性散掉结滞之气，使气机通畅，以此来去三虫。

厚朴和枳实相配合，具有很强的去滞开破的能力，二者经常一起使用。《伤寒论》中有承气汤，此汤方中就有厚朴和枳实，用来升降发散气机，能够将堆积在阳明胃肠的有形积聚破散掉。

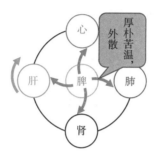

图3-136　厚朴圆运动圆

秦　皮

味苦，微寒，无毒。治风寒湿痹，洒洒寒气，除热，目中青翳，白膜。久服头不白，轻身。生川谷。

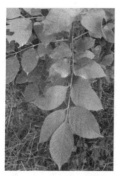

图3-137　秦皮植物

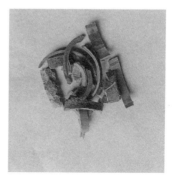

图3-138　秦皮饮片

实践

秦皮是白蜡树的干燥树皮。白蜡树叶呈羽状，较椿树叶圆，所结翅果，似椿树种子，形扁且成簇生长。

秦皮是树皮入药。可入肝，主疏通，能够治疗风寒湿痹；皮也能入太阳经，且其性寒味苦，可以清降太阳之热，是一味寒降之药。对于太阳卫气不收导致荣气发散太过的症状，可用秦皮收敛之。

秦皮也能够治疗目中青翳白膜。目中青翳指的是视物时眼前总是漂浮着羽毛状物，类似飞蚊症一类，这是肝热或者肝木不足所造成的症状；白膜是眼珠被"白云"所覆盖，即白内障。

五脏精华皆朝于目，而其中肝开窍于目，秦皮入肝，能够清降木中之火。现在人经常长时间紧盯明亮的电子屏幕，而所有的明亮之物皆属于火，如此则会逐渐烤干目中神水，灼伤视网膜（视网膜被烧伤后，目光所及之处会有黑点伴随）。肾水上呈于目中是为神水，当神水减少时，视力会下降；针对这种情况需要去火并充盈肾水，而秦皮的作用就是清肝中火。

秦皮作为树皮能够向下传输天气，且又苦寒，能清肺、肾、肝之热，久服头不白。但秦皮的补益作用并不强烈。用治肝肾不足，仍需配合补益之剂。

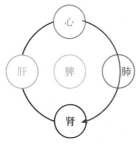

图3-139 秦皮圆运动圆

秦 椒

味辛，温，有毒。治风邪气，温中，除寒痹，坚齿，长发，明目。久服轻身，好颜色，耐老，增年，通神。生川谷。

椒目：行水平喘。

实践

秦椒有两种，生于四川的称川椒，川椒外壳呈青色，皮薄，个头较小，外皮光滑。皮里有小籽，很光亮，比谷略大，圆而黑。另一种是花椒，呈红色，椒目是它里面的籽，色黑而光亮。二者的区别是，川椒的辛麻之感比花椒更强。

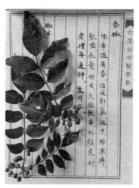

图3-140 秦椒

花椒树很多有刺，叶子反面有刺。

花椒辛香麻口，性温，辛温入肝木，也入肺、脾，所以花椒也能温中疏土，以木疏土可以醒脾。另外，花椒为相当于果实的荚，相当于太阳、阳明和少阳。而里面的籽富有油性，我们知道有花椒油，就体现了花椒具有少阴储存精华的特点。所以椒目可以起到补肾作用，也就是可以行水、利水、坚齿、耐老、增年通神。

花椒可以通过辛温的发散来治疗风邪气，又因为辛温能够疏通经络，所以能够温中除寒痹。

辛温助长荣气（荣气是主从里到外发散的），便可以令人好颜色，面色荣美实际上是荣气外显的表现。长发，也是辛温增强荣气，使血液能够荣养须发。肝开窍于目，所以能明目。

秦椒具有辛温发散的作用，对于寒湿痹证可以有很好的疗效。

花椒芳香可以化浊，还有杀虫的特点，因为虫是由气机不流通而产生的湿热环境所化生，而辛温的药可以解除郁热，祛湿，所以具有杀虫的作用。

秦椒可以温中疏土；平时胃口不佳的人，吃一些辛辣的东西后，食欲会逐渐得以改善，就是木气疏土的道理，花椒就是以木气来疏通土气。

《伤寒论》中乌梅丸，用川椒入厥阴，畅达木气，治疗肝木气郁，厥阴的寒热错杂，化热，生虫。

防己椒目葶苈大黄丸：治疗肺积水的方子，再加黄芪，就是黄芪防己汤合这个方子，是治疗肺胸积水很好的方子。

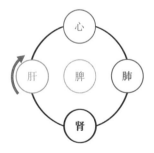

图3-141　秦椒圆运动圆

山茱萸

一名蜀枣。味酸，平，无毒。治心下邪气，寒热，温中，逐寒湿痹，去三虫。久服轻身。生山谷。

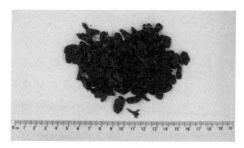

图3-142　山萸肉饮片

实践

山茱萸，木高丈余，叶似榆，对生。三四月开花，八九月果实成熟，成熟后的果实类似小枣，长椭圆形，紫红色，像小枣有核，所以又名蜀枣。山茱萸的药用部分是去核的果肉，山萸肉，又叫枣皮。山茱萸放久后颜色会变暗。

尝之，山茱萸酸涩微甜，性温。味酸可入肝肺，能收敛肝气，补肝之体。

山茱萸是一味常用之药，近代的张锡纯先生尤其善于使用之，他认为"盖萸肉之性，不独补肝也，凡人身之阴阳气血将散者，皆能敛之。故救脱之药，当以萸肉为第一""凡人元气之脱，皆脱在肝。故人虚极者，其肝风必先动，肝风动，即元气欲脱之兆也"。救脱的第一个方案就是敛肝，把肝收敛住，让魂魄不飞扬，赢得救治的机会。张锡纯先生创立了来复汤，治疗发热大汗、心律过速等阴虚不能涵阳、阳气外越欲脱之危症。

一友人，说他母亲已经发热多日，平时发热时服些生姜水即愈，但如今不仅服用生姜水无效，而且还伴随大汗，心律过快达到一百六七，我让他母亲用来复汤，其中山萸肉60克，外加红参、甘草、生龙骨、生牡蛎，她服食后，很快汗止，心律也恢复正常。

人的元气阴阳相涵，如同太极图，缺阴少阳都不可。针对元阳将熄，身体呈现一派阴霾的急危重症，先师讳李可先生在来复汤的基础上加入附子、干姜，创立了破格救心汤（脱胎于参附龙牡救逆汤）。破格救心汤里面山茱萸用量比较大，45克—60克—120克，配龙骨、牡蛎、磁石敛固元气，再加破除阴寒的干姜、附子，炙甘草，大补元气的人参，以救垂绝之阳。

但若是真阴将绝，阳气外越时，需要用来复汤。此二者皆是重症急救时所用之方，其中都用到山茱萸以固脱，使用此二方一定要清楚辨证。

山茱萸性温可温肝，味酸甘可合化阴，能够滋补真阴，补肾益气。

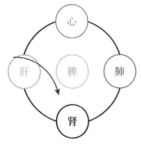

图3-143　山茱萸圆运动圆

山茱萸可补肝之体，使之能正常疏泄，所以也能够逐寒湿痹。

我们使用山茱萸时主要取其温补收敛肝、收涩元气的作用。人体的五脏气血运行是处在圆运动的平衡状态，若发散太过而导致无法收敛，那么气机的运旋就会逐渐耗散，此时就可用山茱萸来收敛固涩气血。

人的气血流通，有的是太过，有的是不及。如果发散太过，要用收敛的药；如果疏泄不及，要用辛温的药。所以辛温与酸平正好相反。

温肝补肾，益髓固精。久服轻身。

紫　葳

一名芙华，一名陵苕。味酸，微寒，无毒。治妇人产乳余疾，崩中，瘕瘕，血闭，寒热，羸瘦，养胎。生西海川谷及山阳。

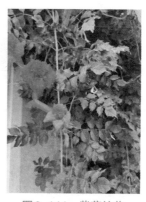

图3-144 紫葳植物

实践

紫葳科凌霄，多年生藤类植物。药用的是花。（凌霄花）花蕾将要开花时采摘。

植物的花入药，花属火，可以入心。

藤类植物条达通畅能力强，可以通经。

味酸微寒，酸能够收敛。入心能够收敛，就可以对血起到一定的收敛作用。

可以用于妇科调经，既能通又能收。花的象入心，象于火，能宣通血脉，所以可以治疗闭经一类的血闭瘕瘕，能够起到调经作用。另一方面，微酸微寒可以凉血，所以可以治崩中也就是崩漏。

治妇人产乳余疾，即可以治疗妇人产后的一些病，如乳汁较少。

紫葳（凌霄花）主要用治妇科病，如调经、崩中、瘕瘕。

猪 苓

一名猳猪屎。味甘，平，无毒。治痎疟，解毒，蛊疰不详，利水道。久服轻身，耐老。生山谷。

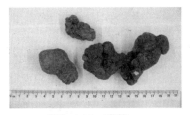

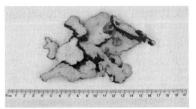

图3-145　猪苓　　　　　　　　图3-146　猪苓饮片

实践

猪苓与茯苓都属于菌科。生长于地下的菌类，不规则块状外形类似猪屎。外面黑褐色，里面白色。

味甘，平，无毒，猪苓也如茯苓味淡，因为至味微淡，就可以通达渗泄腠理，利水。

猪苓是凉平的药，又是地下的菌类，外黑里白，功用入肺肾、膀胱。

治痎疟，即治疗疟疾，治蛊痒不祥，是取用猪苓解毒与杀蛊毒的作用。因为疟疾是湿热所生的虫作乱，猪苓凉平，可以肃降湿热的环境，便可以杀虫。

能够解毒，也是猪苓的一个用途。

痎疟是细小的虫子，蛊是封闭湿热的环境的器皿里，谷子就会自然而然生虫，所生之虫就叫蛊。痒，鬼痒，丝痒，也是一种虫，个头小到在显微镜下才看得到，类似于如今的肺结核，也是一种传染病。类似于树干之内的蛀虫。蛊痒相当于人像树长蛀虫了一样，而猪苓可以治蛊痒不祥。

猪苓与茯苓都可以利水道。猪苓的利水，能够曲曲行水，把弯曲部位的积水利下去。

《伤寒论》中猪苓汤，以猪苓为主的方子，治口渴，小便不利。

凉平降敛，利水道。通淋，消肿，除湿，止消渴。可以清热解毒。治伤寒瘟疫大毒。

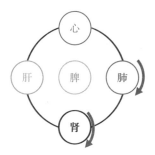

图3-147 猪苓圆运动圆

龙 眼

一名益智。味甘，平，无毒。治五脏邪气，安志，厌食。久服强魂魄，聪明，轻身不老，通神明。生南海山谷。

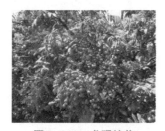

图3-148 龙眼植物

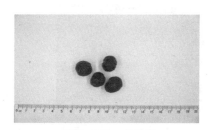

图3-149 龙眼肉

实践

无患子科，龙眼树之果。桂圆，龙眼肉。

去皮核取其肉，晒干后为龙眼肉。

桂圆多肉多汁，取象比类于六经中的阳明肉分。富有糖分，也是一种水果。

尝之，甘甜可口。味甘，入脾肾，可补益脾肾。

干后桂圆肉属黄白色，味特别甘甜，入脾胃阳明。为滋阴补脾胃之药。

治厌食，能安志；久服强魂魄，轻身不老，通神明。

属于脾胃的体不足的，用龙眼肉，甘平补益脾胃之阴。

甜味还可以补肾以安志。甘甜能够缓急，令人情绪安定。

治五脏邪气，既补后天脾，又补先天肾。

久服强魂魄，聪明，轻身不老，通神明，是因为其有补肾的功能。

合　欢

一名蠲忿。味甘，平，无毒。主安五脏，和心志，令人欢乐无忧。久服轻身，明目，得所欲。生山谷。

合欢皮：解郁安神，活血化瘀。

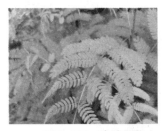
图3-150　合欢植物

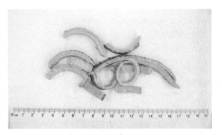
图3-151　合欢皮饮片

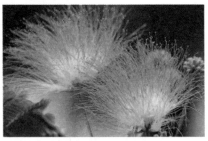
图3-152　合欢花

实践

合欢树，豆科。叶如含羞草，昼开夜合，五月开花，花像粉红色的扇子，赏心悦目。花期很长，昼开夜合。花入药，树皮也入药。

因为其朝开暮闭，就像人的眼睛一样早上睁开，晚上闭合，所以经常用来治疗失眠，用花。

安五脏，和心志，因为花属于火，属于木气所化，木化成火，就像郁结的心情就会缓解。花属火，入心，所以便有宣通心火的功能，也能宣通木郁把木气的郁结化成火，火之象热情积极快乐；而忿怒一般来自肝木的郁结，会化风；合欢花能使木气化火，就可以让人蠲除忿怒，故别名蠲忿。

因此，古人通常会在院子里种棵合欢树，取欢乐无忧、合家欢乐之寓意，名副其实。

欢乐无忧得所欲，合欢还有一层意思是夫妇和合，得所欲也指的是男女之所欲。

合欢适用于肝郁导致的失眠。

治病一定要明白病因病机，像治失眠时不进行辨证而是一味地使用酸枣仁、夜交藤、合欢是没有功效的。

萱草（忘忧）和合欢（蠲忿），用于治疗抑郁症有效。二者的花都属于火，可以让木气升而化火，有宣畅的能力，起到忘忧的作用。

干　漆

味辛，温，有毒。治绝伤，补中，续筋骨，填髓脑，安五脏，五缓六急，风寒湿痹，生漆，去长虫。久服轻身，耐老。生山谷。

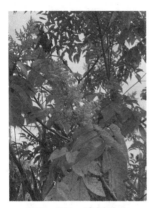

图3-153 漆树植物

实践

漆树所产之树脂，阴干而成。

《金匮要略》大黄䗪虫丸中用干漆，化日久凝结之瘀血。

破血去瘀，通经，杀虫。

石　南

一名鬼目。味辛，平，有毒。主养肾气，内伤阴衰，利筋骨，皮毛。实：杀蛊毒，破积聚，逐风痹。生山谷。

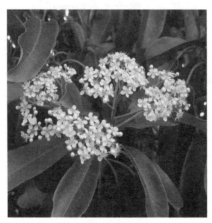

图3-154 石南植物

实践

蔷薇科石南，常绿灌木，现在多作为绿化景观植物种植，新生的嫩叶呈红色，长大后逐渐变绿。石南木纹理很好看，可用来做家具。其花气息很特别，并不好闻。

石南所结之子可入药，能杀蛊毒，破积聚，逐风寒湿痹。

石南性平味辛，可清热利湿，一般以叶入药。

石南叶祛风，治疗风湿痹。

栾 花

味苦，寒，无毒。治目痛，泪出，伤眦，消目肿。生川谷。

实践

无患子科栾树，落叶乔木，羽状复叶，圆锥花序，顶生，花淡黄色。花入药。

果荚是三角膜质薄翅，紫红色，种子黑色，圆如豆大。

淮 木

一名城中岁木。味苦，平，无毒。治久咳上气，伤中，虚羸，女子阴蚀，漏下，赤白沃。生平泽。

实践

槐树，前面介绍过槐实。

槐木，质致密，色青绿色。凉血，除湿。治肢体疼痛，偏枯不仁。

梅实 乌梅

味酸，平，无毒。主下气，除热，烦闷，安心，止肢体痛，偏枯不仁，死肌，去青黑痣，恶疾，能益气，不饥。生川谷。

花放于冬，实熟于夏，禀冬令之水精，木气之全而味酸。

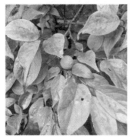

图3-155 梅树植物

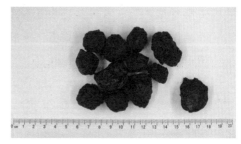

图3-156 乌梅饮片

实践

蔷薇科梅，落叶小乔木；种类较多。梅花冬天开花，结的果实，就是梅实，生青熟黄，五月半黄时采，熏干入药，色黑，名乌梅。

南方是乌梅的重要产地。乌梅花绽放于冬春，即第一气厥阴风木之时，果实成熟在六七月份。

乌梅性平，属于春天乍暖还寒之凉平，未成熟的果入药；尝之味极酸，涩。入肝、胆、肾。

乌梅味道极为酸涩，禀厥阴木气最盛，是一味入于厥阴的常用药物。

乌梅所吸收的春之木气最全。

乌梅在人体中主要作用于肾水向肝木升发之处，能够控制厥阴疏泄的速度，使水生木。

以发豆芽为例：将豆子泡于水中，在温度、湿度、空气等环境因素都适宜的条件下，豆子就能够发芽，这就类似于人身中所封藏的少阴精华逐渐生发为厥阴的过程；初生的芽尖是"甲木"，可看作是肾水转化为木的最初状态，当芽变长时，就成为"乙木"。在家中或温室中所发的豆芽不见光，能够生得很长，但无法结种子；这是因生发疏泄太过所致；植物的生长速度可通过调节温度和湿度来改变，也就是控制厥阴的疏泄——在一定范围内，温度越高、湿度越大，植物的长速就越快，所以家养植物因受到人工干预而增加了疏泄速度，而野生植物的生长受到大气运行的调控，在正常情况下不会产生生发疏泄太过的情况。厥阴的疏泄也可以用煤油灯作比喻：以前的煤油灯上有灯芯，其下端浸入油中，上端生火，灯芯窜出越高，火焰就越发明亮，但同时灯油也会加快消耗，这种对灯芯的调节就类似厥阴疏泄的作用。乌梅的酸涩收敛作用，可以减少厥阴的疏泄，但用多了会引起小便不利。

乌梅的收敛作用，主下气，除热，烦闷，安心。

乌梅属于果实，有补益肾肝之阴的作用，可治肢体痛，偏枯不仁，死肌。

彭子益先生善用乌梅白糖汤治温病，酸甘化阴，平疏泄。乌梅白糖汤（冰糖），治温病初起，收敛相火，是非常好的一个方法。

夏天、伏天天气比较热，炎热的时候，心情容易烦躁。可以用乌梅白糖汤代茶服，收敛相火，防止中暑。

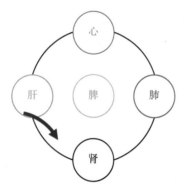

图3-157 乌梅圆运动圆

蓼 实

味辛，温，无毒。主明目，温中，耐风寒，下水气，面目浮肿，痈疡。马蓼，去肠中蛭虫，轻身。生川泽。

实践

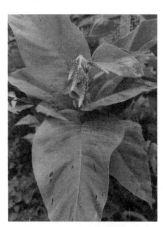

图3-158 水蓼植物

水蓼嫩苗可做菜。

长在水边，又称水红花，有数种，有细小的紫蓼、赤蓼，叶子狭长有黑斑点，茎折之红色；有叶子比较大的水蓼，茎高大数尺，每个节都膨大突出，折之，断面红色。马蓼水蓼叶宽大，叶子和车前草差不多。夏到秋都开花。花呈粉红色穗状，里面可结出黑色的种子，子油光发亮，扁圆。

赤蓼（紫蓼）一般生于河岸或浅水处，其叶窄细，似柳树之叶，叶面生有很多绒毛且有斑点点缀；它的茎秆较细，结节部位膨大，折断后里面会流出紫红色汁叶。

蓼的入药部位是其实，即蓼实，色黑光亮，里面包含白色的果仁，与紫苏子大小类似。

蓼实性温味辛，大凡植物种子之类皆储存了少阴精华，其中封藏天气地味，所以蓼实作为种子能够补肾，而且种子虽生于上，但其气向下；又因它长于水边，具有耐水之性，所以能够下水气，治疗面目浮肿。

蓼实消瘀破积，能够去除肠中蛭虫。

葱　实

味辛，温，无毒。主明目，补中不足，其茎平，作汤，治伤寒寒热，出汗，中风，面目肿。

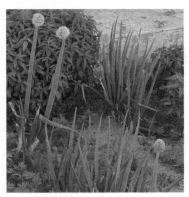

图3-159　葱实

实践

葱实明目，补阳气；其茎，葱白，也是辛温，《伤寒论》中白通汤，主上下内外交通，能够交通少阴和太阳，一般使用葱白的时候会带着根葱须，4寸长，顺破四分，煮1~2分钟就可以了。

葱姜水加糖可以治风寒感冒。

小孩感冒，可以使用外敷，葱姜打成汁，用手沾了汁后按揉太阳穴等（参考《幼科铁镜》）。

葱味辛辣上行，葱实结于葱茎顶端，辛之精气上乘，能明目。

葱实属于少阴，补肾，实坚硬，能够封固肾气，治疗阳痿。

薤

味辛，温，无毒。治金创疮败，轻身者不饥耐老。生平泽。古称藠子、火葱、菜芝。

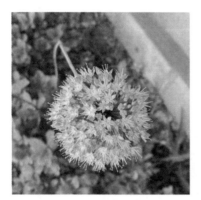

图3-160　薤植物

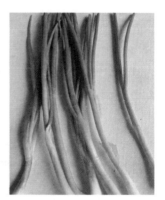

图3-161　薤白

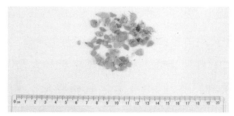

图3-162　薤白饮片

实践

百合科薤，野蒜。

叶子像葱，味道像蒜。三月开花，结小籽多粒如蒜。多年生宿根，鳞茎球状，入药。

辛温，去水气，温中，散结气。薤白的辛温作用在胸部，可以治疗胸阳不振，胸痹。

《伤寒论》中有栝楼薤白半夏汤、栝楼薤白白酒汤、枳实薤白桂枝汤，都用薤白温通胸阳。

理气宽胸，温中散寒。

用久了会走泻真气。

假 苏

一名鼠蓂。味辛，温，无毒。治寒热，鼠瘘，瘰疬，生疮，破结聚气，下瘀血，除湿痹。生川泽。

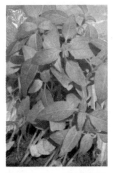

图3-163　荆芥植物

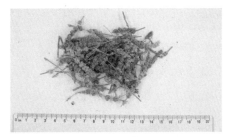

图3-164　荆芥穗饮片

实践

唇形科荆芥，常用菜蔬。有强烈辛香气味。

方茎，叶对生。夏天开花，穗状，秋天结子。地上茎叶和荆芥穗入药。

辛温，解表散风寒，可用来治疗风寒感冒。

荆芥穗炒黑，可以治疗出血、血崩、漏下。用治下瘀血，还能止血，治血不归经之类的病。

瓜 蒂

味苦，寒，有毒。治大水，身面四肢浮肿，下水，杀蛊毒，咳逆上气，及食诸果不消，病在胸腹中，皆吐下之。生平泽。

实践

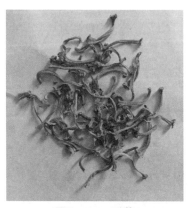

图3-165 瓜蒂

甜瓜蒂，干的瓜蒂3~4厘米，皱缩。甜瓜没有熟之前，非常苦，成熟后又香又甜，但瓜蒂还是苦的，比黄连苦多了。

制粉时，粉末吸入鼻中，会苦很久，有毒。

病在胸腹中，皆吐下之，吐，催吐的药，吃下去能令人呕吐。病在上者因而越之。吐法，是祛邪外出的一种治法，属于洁净府的范畴。

瓜蒂散，冲服下去，自己就吐了。

积聚胸腹的浊邪、食瓜果不消的宿食、在胸腹胃的积水饮、都能让人吐出来。

湿邪、饮邪、宿食、痰涎，都可以通过催吐的方法，在上者因而越之。

瓜蒂有毒，能杀蛊毒。蛊毒，如乙肝、丙肝的病毒，是湿热所生的虫，用瓜蒂是可以治疗的。

苦寒，利水的药。治大水。水饮在上者，能够吐出来。

瓜蒂粉吹到鼻孔中，会觉得很难受，流鼻涕，打喷嚏。可以治疗鼻炎。还可以用治黄疸（阴黄或阳黄）。用瓜蒂散吹到鼻孔中，会流出来很多很多的黄水，可以退黄疸。

石硫黄

味酸，温，有毒。治妇人阴蚀，疽痔，恶疮，坚筋骨，除头秃，能化金银铜铁奇物，主益肝，明目。生东海山谷中。

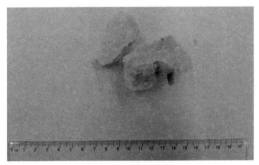

图3-166　天然硫磺

实践

火山喷发产生的，火山岩开发的时候，会发现硫黄的矿。现在天然的很少见。多是化学合成，作化工用的。颜色青、黄、白，一粒粒的是现在用化学方法合成的。凡是化学合成的，都不入药。中药一定要用纯天然的材料。

天然的硫黄，能够外用，治疗各种疮，如妇人阴蚀、疽痔、恶疮，还可除头秃，

性温热，从火山出来的，能够温里。可以治疗陈寒痼冷之病。

外用杀虫止痒。

雄 黄

一名黄食石。味苦，平，有毒。治寒热，鼠瘘，恶疮，疽痔，死肌，杀精物，恶鬼，邪气，百虫毒肿，胜五兵，炼食之，轻身，神仙。生山谷山之阳。

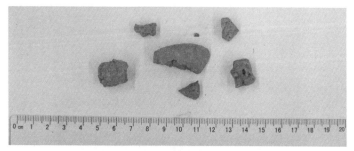

图3-167　雄黄

实践

雄黄产在山之阳，橙红色相间，晶体，结晶类矿物质。

味苦平，色黄，禀土金之气化，有特殊的臭气。

用雄黄粉，撒在房子周边，毒虫、蛇就会避开。端午节有饮雄黄酒的风俗，制作方法：用0.1克雄黄研成粉，一瓶酒，采上新鲜的艾叶一两片，塞到酒瓶里面，酒的颜色变成淡黄色，喝起来雄黄的味道还是比较浓的。不饮酒者，可以用酒涂一下脑门、八溪部位、前胸后背。

能辟瘟疫，阴阳毒。

雄黄在使用时，不能用火煅烧，用火烧过后，剧毒。

能解阴阳毒。《伤寒论》中治狐惑病、阳毒，用雄黄散、升麻鳖甲汤。

雌　黄

味辛，平，有毒。治恶疮，头秃，痂疥，杀毒虫、虱，身痒，邪气，诸毒。炼之久服，轻身，增年不老。生山谷。

实践

雌黄产在山之阴。质软，层层如纸者佳。

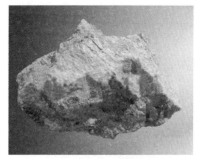

图3-168　雌黄

雌黄和雄黄相像，都颜色发暗。过去写错了字，可以用雌黄涂抹，与纸色相近。

外用药，杀虫解毒。不作汤剂。

水　银

味辛，寒，有毒。治疗瘙痂疡，白秃，杀皮肤中虫虱，堕胎，除热，杀金银铜锡毒，熔化还复为丹。久服神仙，不死。生平土出于丹砂。

实践

汞：工，指人工，下面的水，指人工造出来的水。

外用药，不可以内服。

经过炼制，为丹药才能用。有升丹、降丹。

炼不同的丹，用不同的燃料：炭，稻草等。

比如红升丹，炼成后，丹升在倒扣的碗里，色紫红，如初升太阳一样，颜色非常漂亮。稀释后用于疮疡愈合。

白降丹，是把药物炼化结胎在罐底，然后倒过来，封闭，碳煨加热，丹药降成。用于疮疡化腐。

汞有毒。现在基本不用。

石　膏

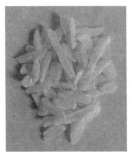

味辛，微寒，无毒。治中风寒热，心下逆气，惊喘，口干舌焦，不能息，腹中坚痛，除邪鬼，产乳，金疮。生山谷。

实践

天然矿石，晶体。半透明，白色；质软。有生石膏、熟石膏之分。

图3-169　石膏

味辛（金属的辛味），凉降，属于金，入阳明经分野，凉降阳明，清阳明实热，内治阳明府肠胃之实热，外治肌表之热。

清热泻火，止渴除烦。

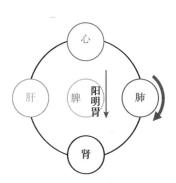

图3-170　石膏圆运动圆

《伤寒论》中白虎汤方，清阳明实热，口干舌焦，面色缘缘正赤。石膏的象就是白虎，颜色白，正西方凉降的金气，就是白虎肃杀之象。

立春尽量不要用。

磁 石

一名玄石。味辛，寒，无毒。治周痹，风湿，肢节中痛，不可持物，洒洒酸痟，除大热，烦满及耳聋。生山谷及山阴，有铁处则生其阳。

平肝潜阳，聪耳明目，镇惊安神，纳气平喘。

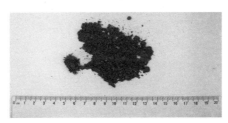

图3-171 磁石

实践

磁铁矿石。科吸连针铁，以磁石磨针，则能指南。指南针就是用磁石发明的。

捣成粉，还能粘在一起，是有活性的，所以称活磁石。

色黑性寒，入肾，敛志。肾为人身之根，为先天之本。

磁石能够吸纳阴阳，治元气欲脱。龙骨主要入肝，敛魂。牡蛎主要入肺，介之壳，敛魄，敛元气。三者同用，可以治欲脱的元阳，能够收敛元气，能够吸纳阴阳。治疗元气欲脱的危重症。

治周痹。

治耳聋：肾开窍于耳，肾气不足，肾气就不能上开于耳。

磁石重镇，能够镇惊安神、纳气平喘。还能聪耳明目。

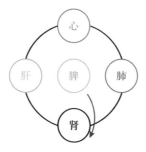

图3-172　磁石圆运动圆

阳起石

一名白石。味咸，微温，无毒。治崩中漏下，破子脏中血，癥瘕，结气，寒热，腹痛，无子，阴痿不起，补不足。生川谷。

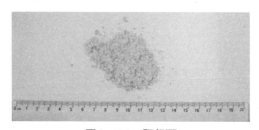

图3-173　阳起石

实践

矿石类，白色泛黄，另一种青黄色。揉之比较软。

尝之，能够嚼碎，有些碜牙，温。

云母石矿下出阳起石，阳气往上升腾，透过云母石，产生云雾。

阳起石入下元，温能够补命门之火。治崩中漏下，破子脏中血，癥瘕，结气，寒热，腹痛，无子，阴痿不起。

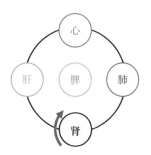

图3-174　阳起石圆运动圆

髪髪（血余炭）

味苦，温，无毒。治五癃，关格不通，利小便，水道，疗小儿痫，大人痓，仍自还神化。

实践

头发炒到没有烟，只剩下炭。发为血之余，所以称血余炭。

癃闭，五癃，津液所行之五道癃闭。

肺主皮毛，敷布气血与表，荣养毛发；肾水上承才能草木丰美，发才会乌黑发亮，发白就是肾水不足；肝是生发之气，藏血的地方，气血有余才能生出头发，发为血之余。

自还神化，能够补血之不足。

止血。案例：有一例肝硬化患者，胃底静脉破裂出血，柏油样黑便，一天拉多次，住院1周经止血治疗无效，后用外科手术盲扎，后又有柏油样黑便。处方：①救心汤加赤石脂加止血的药；②血余炭用童便送服；最后患者仅用童便，冲服血余炭，当天之后就没有再出血，可谓效如桴鼓。

胃里的出血，称崩中。

血余炭还能治疗产后大出血，凡是出血，都可以用血余炭，最好用童便，或是老人尿（50岁以后绝经的妇女小便）冲服。来不及用血余炭时，直接用老人尿。实在不行，就喝自己的，也能自还神化；这是中医的传统方法，过去救过很多人，紧急时可以挽救大出血患者，慎勿轻视。

鹿 茸

味甘，温，无毒。治漏下，恶血，寒热，惊痫，益气，强志，生齿，不老。角温无毒，治恶疮，痈肿，逐邪恶气，留血在阴中。

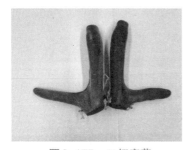

图3-175 二杠鹿茸

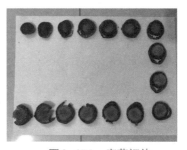

图3-176 鹿茸切片

实践

梅花鹿雄鹿头上长的嫩角。长得非常快，几天就长很大，很快就能长成像树枝一样。雄鹿的武器，用来攻击对手。鹿

茸是雄鹿的角还没有骨化的时候，采割下来，入药，就称
鹿茸。

　　自然界的动物是很神奇的，"蛇蜕皮，龙脱骨，斑龙解角"
听起来更像神话。蛇蜕皮，虾也蜕皮，我们都见过；龙脱骨只
是传说；斑龙解角，说的就是梅花鹿每年解角，每年都把鹿角
卸掉，换长新的鹿角。羊角、牛角一辈子就长一次，不断生长，
而鹿角是每年脱换一次。鹿角像树杈一样，有四叉，是雄鹿打
架的武器，每一年到冬天的时候，就卸下来了，然后就长出来
一个嫩嫩的芽，就是鹿茸，长成两叉的时候叫二杠，主干上面
再长出来一个叫三叉，再长就成了一个大鹿角。清明后一个多
月采割二杠茸，切下来以后鹿头上就带了一个底座，慢慢长好
了掉了就会再长一次，所以鹿茸一年长两次，立秋还可以再采
一次二杠，只是瘦小。

　　鹿茸是温性的，是血肉有情的药，最好的鹿茸就是梅花鹿
的二杠茸。梅花鹿也叫斑龙，身上有一块一块的斑点，角和龙
一样，所以叫斑龙，在道家来讲，有讲"唯有斑龙顶上珠，能
补玉堂关下血"，玉堂穴这个地方就是心区，能补心血，所以很
多心脏病患者，需要用到鹿茸，是古代留下来的说法，"顶上
珠"就是说鹿茸。正好对应"离"，鹿茸的象，外面是硬壳，里
面是脂血，和"离中虚"的象很接近。

　　鹿茸切片分蜡片、粉片、血片等。

　　鹿茸凝聚了鹿身上的精华，它长老了就是骨，骨属于肾，
直接连接到鹿的督脉上。鹿是天生的督脉通畅的动物，所以五
禽戏里面有鹿。鹿的阳气非常盛，是一个很吉祥的动物。阳气
盛，所以鹿茸就是补阳的药。

　　治漏下漏血，因为鹿茸性温能让血气上升，止漏下出血。

　　治寒热惊痫，有的惊痫是因血脉不能到达颠顶，用鹿茸能

升到颠顶的精血。

鹿茸可以用来补益人体的气血，益气强志能够补肾。

生齿：长牙齿，治疗小孩不长牙齿，五迟；补肾，"肾生髓，髓生骨"。

不老：老人用点鹿茸可以补益精气，但年轻人不宜用，因为鹿茸补益精血，又能补阳气，鹿在发情期，日交配百余次，所以年轻的男性吃鹿茸容易动欲念，会耗伤精气，用时间久了人反而短寿。年轻人能吃粗茶淡饭补充营养的时候，就尽量不要吃鹿茸、人参，所谓"路断人稀"（"路"通"鹿"，"人"乃人参之意），意思是会让人的生命道路走到尽头。修养心志的功夫不足的时候，还是抱残守缺就好，身体稍微不足，也就不会过多消耗，没必要吃这些动物药。

鹿角能治恶疮，痈肿诸邪恶气，鹿角本身是武器可以辟邪，所以能攻逐邪气，可以逐恶疮。

鹿角都是自己脱落的，鹿角的主要功效是攻逐邪气，其补益的功能弱。

鹿角切成段熬制出来的膏称鹿角胶，前面学过的叫白胶，补益作用比较强，剩下的称鹿角霜，可以治痈肿恶疮。

梅花鹿的角可以入药。马鹿的角、茸也能够入药，但茸的药效弱一些，马鹿的角比较粗大，味道比较腥臭。

鹿茸是补益药中很重要的药。固本散中用到二杠鹿茸，治疗五脏损伤的疾病，心脏、脑等先天不足的疾病。

先师讳李可先生创制有两个重要的方子：破格救心汤、培元固本散。固本散，基本适合一切的虚损证。

"尾闾不禁沧溟竭，九转神丹都谩说。"补益最忌消耗，尾闾不禁，精关不固，沧海也会漏完枯竭。

羖羊角

味咸，温，无毒。治青盲，明目，杀疥虫，止寒泄，辟恶鬼、虎狼，治惊悸。久服安心，益气，轻身。生山谷。

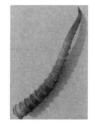

图3-177　羚羊角

实践

羖，指的是公羊。

羊角的种类有很多，有绵羊角、山羊角、羚羊角等。其中，羚羊角又有两种，一种是藏羚羊，一种是黄羚羊，一种羚羊角是黑色的，一种羚羊角是白色的。羖羊角是白色偏黄一点，绵羊角是偏黄色，看起来油脂特别多，羚羊是野生的，跑得特别快；山羊也多有野生的，善于攀岩、奔跑，能辟虎狼。

治青盲明目：羊角和鹿角都是长在头上的，连于督脉，属于骨，角都是属于骨之余，是肾气所聚的地方，所以它能治青盲明目，能补肾。再者，长到外面是肝气之余，有点类似指甲盖的特点，所以属于筋之余，又属于肝，所以它能够明目，治青盲。

能杀介虫，止寒泄。

羚羊角能够止痉挛，止惊悸，还能治高热惊搐。

羚羊角，味咸，寒，无毒。主明目，益气，起阴，去恶血注下，辟蛊毒、恶鬼、不祥，安心气，常不魇寐。久服强筋骨，轻身。生山谷。

羊和鹿都属于毛虫，所以它们的角能补肝，武器属于金，所以又能治疗风气。风邪往往能生虫，所以有位老师传了个方子就是用羚羊角治肺结核。羖羊角能杀虫也是因为它有这些特点。

角能定风，治风邪。

羚羊角非常珍贵，颜色是透明白色的，从下到上有一个孔通到顶。可治小儿高热惊搐。

羊是毛虫，羊角是武器，属于金。所以是木中金，所以它能制约风气，用治惊悸。鹿角、龙角也可以。

金石类的药和动物类的药都有它不同的特点。

牛 黄

味苦，平，有小毒。治惊痫，寒热，热盛狂痉，除邪，逐鬼。生平泽。

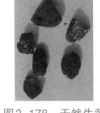

图3-178 天然牛黄

实践

牛黄也是属于动物类的药，它是黄牛胆囊里面的结石。

牛黄比较珍贵，比较稀有。

胆为清净之腑，牛黄是胆汁浸泡出来的，有清净的作用。

牛黄是不规则形状的，有的近似球形，有的为扁圆形，有的为三角形，外表是棕褐色，或者是土黄色、黄褐色，比较酥脆，弄破以后可以看到是一层一层凝结起来的，它的内层非常的黄，是深黄色，或偏黑，从断面看一层一层是同心圆，非常薄。黄土的颜色，属于胆的黄色。胆是下降的，胆为甲木。

味苦平，平是凉平，有点苦味，放在舌头上面马上觉得一股清凉的感觉到了心里，所以这味药能够凉降胆经、肺经、心经，能够凉降肺、胆、胃、心包，能够入心。我们知道清净之腑能够清净体内的污秽之气，能够清热；胆经是可以降敛相火的。相火正常情况下，在上的是要收降，通过胆、肺、胃、心包下降，往下降到肾水里，就是命门之火，如果相火不能降，就会造成发热非常严重，甚至是发狂，发热严重会出现痉挛抽搐，甚至引发癫痫，所以牛黄可治惊痫寒热，治高热引起的惊狂，以及痉挛。

再者，牛黄可除邪、逐鬼，中医认为有一些病是邪祟为病，牛黄是可以逐除邪祟之气的。比如热邪干扰到了魂魄意志神，牛黄能把热邪驱逐出去。有的人神志不正常，谵言妄语，有没有邪气呢？不一定，有的是自己的神弱造成的幻视幻听，有的是心神被邪气控制了，比如被风邪、瘟疫之邪、温热之邪控制，也会狂言妄语，或狂言骂詈不避亲疏或者丧失意识。牛黄能清五脏里面的神感受到的邪气。还有很多石头类的药，牡蛎、龙骨、磁石、金、朱砂，都是治神的，可重镇安神，所以有的人高热神昏妄语，用清心热邪、能安神的药如雄黄、麝香等都可以治神。

有一味中成药安宫牛黄丸，昏迷状态时用，很多时候一粒下去患者就清醒了。正品的安宫牛黄丸，里面用的是正品朱砂和天然牛黄。

案例：两年前，一位朋友的八十多岁的妈妈，忽然意识混乱，不认识人，打电话询问治法，我说要用安宫牛黄丸，正好他家里有一粒安宫牛黄丸，他妈妈吃下去就好了，然后用张锡纯先生的来复汤，服后就好了。对于热邪入到五脏，突然丧失意识，用安宫牛黄丸是非常好的。

十多年前有一个儿童患了脑膜炎和粟粒型肺结核，高热很多天，已经抽搐20多天，且没有吃东西了，医院已经不给治了，我就给他开了几个方子，一个方子清邪热醒神，用牛黄、熊胆、麝香各1克冲服，他中午喝了，下午就不抽搐了，因为他之前邪气入侵到脑髓了。

牛黄能除邪逐鬼，清除掉干扰神志的邪气，神志恢复也就恢复正常了，实际上根本就没有鬼，凡所有相皆是虚妄。但是从现象来看，还是有邪气鬼祟。牛黄在急危重症时使用非常有效。

中医认为身体有两套系统，一个是有形质的脏腑，一个是脏腑里的神志、意识。

人身中有肝、心、脾、肺、肾五座府邸，里面住着五家大臣——魂、魄、意、志、神。

神是抓不住、看不见的，但是它在发挥作用。打个比喻就像我们用的电脑，电脑有电源部分、CPU、主板，还有内存条、声卡、显卡，这些都是硬件；但还必须装软件——操作系统，软件是没有形质的，因为它是程序代码，最多能在运行的时候从屏幕知道它在运行；它对应于人的魂、魄、意、志、神，没有形质，但是它的作用能看得见，比如人有意识和思想，眼睛一睁开看见东西，这是有神；如果没有神，也就没有意识，如西医学所称的植物人。

在治病时，医学的水平到了一定层次，就能诊出来神的状态。《素问·八正神明论》中说能诊神的医："神乎神，耳不闻。目明心开而志先，慧然独悟，口弗能言，俱视独见，适若昏。昭然独明，若风吹云，故曰神。"医学有好几个层次，最初的层次叫工，"可以为工矣"就是可以当一个大夫，工有三个阶层，第一个阶层叫下工，下工是十全六，十个病人诊断治疗正确六个，算六十分，就是下工。中工十全七，七十分，上工十全九，正确百分之九十，叫上工。就像工匠，会使用基本的规矩绳墨，工再往上的阶层叫巧，能工巧匠。医者说妙手回春，就是巧妙的巧。再往上一个层次就叫作神，上医治神，神和形是相互化生的，神医能治疗脏腑血气荣卫倾移的病，也能治疗患者神志的病。达到能够治神的水平是神医，再往上就是医圣。工巧神圣，到圣手的境界可以诊断过去未来。如张仲景医圣先师诊断侍中王仲宣，"君有病，四十当眉落，半年而死。"需要服五石散，石类药能治神。治神的方法也有很多种。

麝　香

味辛，温，无毒。主辟恶气，杀鬼精物，温疟，蛊毒，痫痓，去三虫，久服除邪，不梦寤魇寐。生川谷及山中。

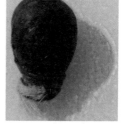

图3-179　麝香

实践

麝科动物林麝、马麝、原麝、雄体香囊中的干燥分泌物。麝鹿是生长在尼泊尔及我国西藏、西北高原的野生动物，雄性麝鹿从2岁开始分泌麝香，自阴囊分泌的淡黄色、油膏状的分泌液存积于位于麝鹿脐部的香囊，并可由中央小孔排泄于体外。腺囊干燥后，分泌液变硬、呈棕色，成为一种很脆的固态物质，呈粒状及少量结晶。固态时麝香发出恶臭，用水或酒精高度稀释后才散发独特的动物香气。自落香很难找到。

麝香能够辟恶气，杀鬼精物；麝香的香气穿透力、辛窜力非常强，芳香化浊，能够除邪。

佩戴麝香可以辟邪，我们说有些气味容易致幻，像黄鼠狼的气味就容易让人情绪失控，但是用麝香一闻就好了。

能治蛊毒，麝香的芳香可以化浊，辛窜能破除郁结之气。

麝香的芳香是无处不到的，穿透力非常强，所以人昏迷时可以用麝香来醒脑。

治痉痫，久服除邪，久服不一定是食用，佩戴到衣服上也算是服。不梦寤魇寐，不做噩梦，不被鬼压床。

能辟邪恶气，治疗恶疮。像瘰疬是有邪气的，这种邪气一般的药是治不了的。瘰疬的俗名是老鼠疮，由鼠毒的邪气侵袭所致，麝香可以除掉鼠毒。其他的动物啮咬之毒也可用之辟除，能去三虫、蛊毒。

麝香也是治神的药，能治邪祟。但是麝香辛散，芳香就会走而不守，破坏肾气的封藏，麝香杀虫会把精虫杀死，卵子也是活的，所以年轻的男女不许接触麝香，包括房间也不要用麝香来熏。

先师讳李可先生有破格救心汤，用于治疗重症昏迷神志不清、意识丧失，生命垂危时用麝香，然后可以快速地让人苏醒。现在的医学也认为麝香的气味能够兴奋神经系统。

熊胆、牛黄、麝香这3味药放一起，治高热昏迷，危重疾病的时候，这3味药一起用，效果非常好。

现在也有很多人造的麝香，如果是化学合成的不建议用。

天鼠屎（夜明砂）

一名鼠法，一名石肝。味辛，寒，无毒。治面痈肿，皮肤洒洒时痛，腹中血气，破寒热积聚，除惊悸。生山谷。

实践

天鼠屎又叫作夜明砂。

蝙蝠昼伏夜出，捕食蚊虫，其粪便就是天鼠屎。淘洗过，剩下未消化的虫类的头，闪闪发光的就是夜明砂。

天鼠（蝙蝠）昼伏夜出，夜明砂又是昆虫的头和眼睛，所以可以治疗夜盲症。

此外，还可治面目浮肿、皮肤洒洒时痛，去腹中血气、瘀血。亦能除惊悸。

乌贼鱼骨

味咸，微温，无毒。治女子漏下，赤白经汁，血闭，阴蚀肿痛，寒热，惊气，癥瘕，无子。生东海池泽。

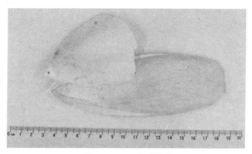

图3-180　海螵蛸

实践

乌贼骨又名海螵蛸、乌鲗骨。

形若革囊，口在腹下，八足聚生于口旁，其背只有一骨，厚三四分，状如小舟，形轻虚而白，又有两须如带，甚长，腹中血及胆如墨。

乌贼骨，外面的硬壳比较致密，里面比较轻虚，有纹理，色白。

乌贼是水里的动物，属水；骨，水里的精华，能补肾封藏。非常轻虚，吹气能透过去，所以既能封藏固涩，又能通。其功效都与它的这些特性有关。

治女子漏下，赤白经汁，白带，带下很多，下元不固。《黄帝内经》四乌鲗骨一蘆茹丸方治疗崩漏。

治血闭：海螵蛸不仅能补肾水，而且还能通。

治阴蚀肿痛，寒热，癥瘕：取海螵蛸能通之象。

治惊气：海螵蛸属于风，滋水涵木。

治无子，肝肾不足：海螵蛸能补肾水，能通，能固藏。

遗尿，遗精，女子漏下，带下，很多病因是肾气不足、下元不固。

海蛤（文蛤）

一名魁蛤。味苦，平，无毒。治咳逆上气，喘息烦满，胸痛，寒热。生东海。

文蛤

味咸，平，无毒。治恶疮蚀，五痔，大孔出血。生东海，表有文。

魁蚶、瓦楞子，清热化痰，软坚散结，制酸止痛。

实践

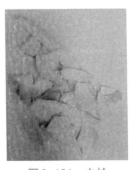

图3-181　文蛤

小的称文蛤，淡水里也有文蛤，贝壳类，用硬壳，介虫。竖纹称瓦楞子，能软坚散结、清热化痰。鲍鱼的壳，称石决明，九孔鲍鱼，都属于介虫，都有硬壳。乌龟、牡蛎，入药都归于肺金。

以其敛降能治咳逆上气，喘息烦闷，胸痛寒热（怕冷）。

凡是属金敛降类的药，都能制约肝木，能够制酸、制风，石决明可以制约肝风。

这些生长在海里的贝壳，都是有咸味的，能够软坚化结。

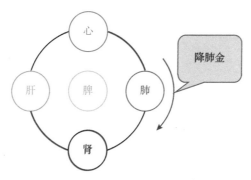

图3-182　海蛤圆运动图

白僵蚕

味咸，平，无毒。治小儿惊痫，夜啼，去三虫，灭黑䵟，令人面色好，男子阴易病。生平泽。

实践

凡用僵蚕，皆用食桑者。蚕感染白僵菌，患白化病自死的，晒干了入药。用时去棉丝炒黄。

蚕是桑树所生之虫，木所生之风——湿热所化。食桑树叶，桑树上应东方青龙的箕宿之精华，木中水，水能涵木，本身能祛风。白僵蚕是病风而死，风气所终之象，能祛风定惊，化痰散结。

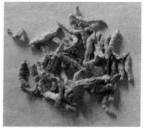

图3-183　白僵蚕

味咸平，凉降肺金，止小儿夜啼。以其凉降可以祛湿、祛风，去寄生虫。可以灭因风而生的黑黚。

蚕虫乃是木气所化，吸收木之精华，入药可以补肝木，补肾。

男子阴易病，男女房事，疾病相互传易，女子有病，传给男子。

祛风能够治疗各种中风，风邪入于经络、脏腑、皮肤、肌肉等。

蚕沙：蚕的粪便，可以祛风湿。

桑螵蛸

一名蚀疣。味咸，平，无毒。治伤中，疝瘕，阴痿，益精，生子，女子血闭，腰痛，通五淋，利小便水道。生桑枝上。

补肾助阳，固精缩尿。

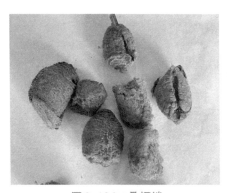

图3-184　桑螵蛸

实践

桑树上螳螂产的卵房，一个卵房里面有很多卵。颜色灰褐色。秋天产螵蛸，内有许多子，第二年芒种会生出数百小螳螂。

过冬的树枝上很容易看到。采下来，蒸过，入药。质量好的，外表密实光滑。

桑树是补木和水，补肝肾。

补肾，精气足可以治疗伤中，疝瘕，阴痿，益精，生子，女子血闭，腰痛。还可以通五淋，利小便水道，治疗遗尿、尿频。

下 品

一百二十五种为佐使，治病以应地，多毒不可久服。

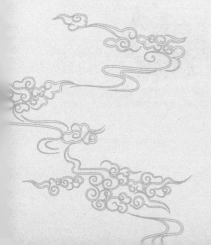

附 子

一名茛。味辛，温，有大毒。治风寒咳逆，邪气，温中，金疮，破癥坚，积聚，血瘕，寒湿痿躄，拘挛膝痛，不能步行。生山谷。

天 雄

一名白幕。味辛，温，有大毒。治大风，寒湿痹，历节痛，拘挛缓急，破积聚，邪气，金疮，强筋骨，轻身健行。生山谷。

乌 头

一名奚毒，一名即子，一名乌喙。味辛，温，有大毒。治中风，恶风，洒洒出汗，除寒湿痹，咳逆上气，破积聚，寒热，其汁煎之名射罔，杀禽兽。生山谷。

分川乌、草乌。

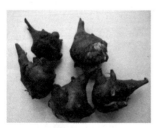

图4-1　附子

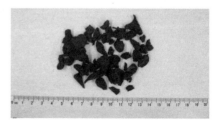

图4-2　川乌

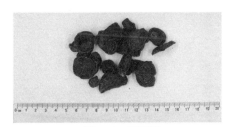

图4-3　黑附片

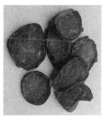

图4-4　黄附片

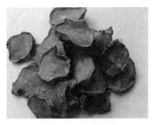

图4-5　制附片

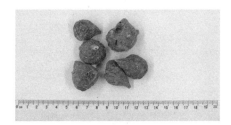

图4-6　生附子

实践

产于北方和南方四川等地。南方附子冬天种，夏天最热的时候收，与玉米一起熟。北方长城内外也有附子、乌头。

毛茛科多年生草本，地下宿根，块状根茎，中间有一个母根（上一年种下的附子），是乌头；草乌的根，像乌鸦的头。旁边一两个或者数个新生的块根，是附子。附子呈圆锥形，长八个小尖角。切片一般是顺着切，边缘有不整齐的地方。经过炮制为制附子：黑附子（黑顺片）、黄附片、炮附子等。

有的两边没有长附子，只有中间一个大的，独根，称天雄（独头蒜一样），力量雄壮。

乌头、川乌是母根。现在有小个的附子，作川乌使用。

草乌，在内蒙古、河北，也是一种乌头，植物的叶子与附子不一样，附子的叶子像艾草，草乌的叶子更细，裂纹更深，茎如藤比较长。

附子、天雄、川乌是一种植物。草乌是另一种植物。

川乌、乌头切开来，里面是有点空虚，外表皱缩。

有大毒。乌头附子的毒有两种，一种指毒性，现代检验其毒为乌头碱，中毒会令人心律失常，甚至心脏骤停。可以毒死动物和人。过去冷兵器时代，箭头浸泡在乌头附子液中，成为毒箭等。另一种指辛温热，热毒；气味偏颇的太过，也叫毒。

味辛温。辛，生附子在敲破的时候，在旁边闻，鼻子里面有辛辣感觉特别难受，一会儿嘴巴很紧，有辛麻的感觉。

温，附片煮汤服（煎煮一定要久沸以解毒），感觉腹中是温热的，温热把腹中的寒邪化开。严重的寒就是冰，化开来就是水，所以内有沉寒痼冷的人服后会拉肚子，拉出来就是黑便、稀水，肚子里面不停地咕噜咕噜响，转矢气，体内的寒邪被温热的气息推出体外，不停地排气，甚至腹泻多次。

辛温能通经络，治疗因寒邪阻滞气血引起的疾病；破癥坚，积聚，血瘕，寒湿痿躄，膝痛，不能行步，能够"强筋骨，轻身健行"。辛能祛风除湿；治中风，恶风，洒洒出汗，除寒湿痹，咳逆上气，寒热。

温能散寒，根入里，可以温化三阴伏寒。

伏寒痼冷比较强，可以用天雄。

乌头，通经络的能力更强。寒邪在经络，一般会使用川乌、草乌，乌头类，它能够通行十二经。

乌头祛风祛湿的作用比较强，有风邪、湿邪入里，用乌头。

草乌疏通经络的作用更强一些，川乌温通的作用强一些。

治疗风湿病，如风湿性关节炎，就用乌头、川乌或是草乌。

三阴伏寒，寒湿多用附子。

附子有大毒，怎么运用呢？

大毒，乌头碱，用高温煎煮，可以把毒性去掉，一般武火煎煮2个小时，就可以彻底把乌头碱破坏掉，剩下就是辛大热，没有毒性。

煎药时间短，或者火候不足，乌头碱破坏不了，就容易中毒。

生附子，为了保证安全，武火煎煮2个小时以上，甚至煎煮3个小时。

可以单独先煎，也可以和制约它毒性的药一起煎，如炙甘草，蜂蜜、黑豆、绿豆、防风。

10克附子只煎10分钟，也会有中毒症状，如手麻、口麻。

使用附子要知道它的禁忌：

阴虚的人是不可以用附子的，热是可以伤到阴的。

肺金不降的人，要慎用附子。

虚寒的人，不要用附子。

用药要精准，治病就如同开车打方向盘，偏1度，纠正1度，精准较正。

用药的量，要根据患者体质，根据寒热偏颇的程度，来纠正，使之中和，达到中道。为中，为和，致中和为贵。

过用附子会伤阴耗散精气。这些年临证中不断遇到服附子造成的误治坏症；真阴伤损非常难治。有的坏症汗出不止，有的精津消耗，还有的吐血咯血、牙齿早落。所以用这些大热大辛的药一定要谨慎，不能矫枉过正。

陈寒痼冷，经络里面有寒邪的时候用乌头、附子。但是大毒治病，十去其七，就可以停了。

治病不能贪图快，追求速效，也是学医的一个禁忌。

先贤夏禹铸说，性情急的人不能学医，因为他只想快点治好患者。但是有的病，治快了，会留下远期的后遗症。要对患者负责，一定要看到近期的疗效和远期的情况，以及它的副作用。

寒热温凉一定要把握一个度，真正的目的，要致中和，阴平阳秘，精神乃治。

一定要有自己的主见，依法不依人。要培养自己独立的见解。独立辨证，明辨病因病机；遣方用药，一定要有理有据。

万一附子中毒了，怎么办？

乌头碱是毒药；煎煮不如法，时间短，不能破坏乌头碱的毒性，就会中毒，生附子吃一点儿，就会有中毒症状，轻微的症状有口麻、手麻、面部麻木、鼻孔麻木；严重的就会心律失常，四联律，房颤、室颤，非常危险。我在尝生附子时，曾经中毒，差点儿送命。

解毒，用防风30克；绿豆、黑豆，煮上几分钟，就可以解附子毒；纯天然的蜂蜜、远志也可以解其毒。

附子可以救垂危之阳，先师讳李可先生创制破格救心汤，用于救治急危重症，阴邪蔽日，阳气衰微的患者，能够挽其垂绝之阳，能于鬼手夺命。对危重病的治疗有很大的突破。

附子30~200g、干姜60g、炙甘草60g、高丽参10~30g（另煎浓汁兑服）、山萸净肉60~120g、生龙牡粉30g、活磁石粉30g，麝香0.5g（昏迷状态加）。

从30克起，武火煎煮连续沸腾2个小时以上。这个方子确实救治了很多病危患者。

"鬼手夺命"，先师曾经用破格救心汤救治一位病危的心脏病患者，1剂药服完患者就苏醒了，他苏醒过来就说，做梦梦见几个人，把他往井里拉，旁边过来一个大胖子，力量非常大，把他扛回来了。师父说，那个胖子就是附子。

附片不能有咸味，卤水含量太多，很容易卤水中毒。

如果附片怎么都晒不干，手一拧是软的，肯定是用胆巴水（即卤水）泡过的。

舌头舔一下，如果是咸的，也不能用。

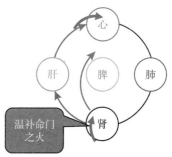

用淡附片、黑附片，掰开来，胶质状，半透明状，比较脆、硬，尝一下有点苦，没有咸味，就是比较好的。

附子皮的毒性更大一些。所以生附子要去皮。

图4-7　附子圆运动图

半　夏

一名地文，一名水玉。味辛，平，有毒。治伤寒寒热，心下坚，下气，喉咽肿痛，头眩，胸胀，咳逆，肠鸣，止汗。生山谷。

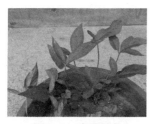

图4-8　半夏植物

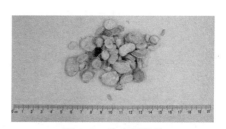

图4-9　生半夏饮片

实践

天南星科植物半夏，多年生宿根，球状肉质块根入药。

春天发芽，一年生为单叶，两三年生为的一茎三小叶的复叶，高20~30厘米。叶柄下部内侧生一枚珠芽，是种子；叶柄顶端生珠状肉质种子；长出两茎叶后，出肉穗花序，佛焰苞，里面开花结籽，籽浆果卵圆形，像麦穗一样，结许多籽。根茎、珠芽、浆果种子都能繁育。叶茎的珠芽种子当年就能长成半夏。掉地上，会分裂变成多个种子。旱半夏不怕干旱，遇干旱苗枯萎了，但是地下部分还活着。

半夏，夏天过一半，季节就是五月，地上部分干枯了，也可以采挖，不过这个时候产量低。过不久又长出来新的叶苗，秋天苗黄的时候，就可以采挖了。遇到干旱干燥的气候就干枯了。五月阳气极盛，它就把阳气藏到地下去了，所以能引阳入阴，能治疗阳不入阴之失眠。

旱半夏生命力非常强，放窗台上几年都不会死，而且还能长大。它可以从空气中吸收水分，这是它能够燥湿的原因。

地下球茎，入药，秋后采，去皮晒干，或切片。

旱半夏，圆形球茎，如莲子、花生米大小，大者如枣。中间有个"肚脐"，是发芽的地方。皮薄，黄白色的，必须脱皮。把这个皮脱掉，才能脱水干燥。带皮晒不干。旱半夏质软，多粉性，容易打碎。

水半夏，长在水边，叶子细长，又名水玉。地下根茎，不规则，尖如枣核，比较坚硬。水半夏是利水的药。

生半夏味非常辛，尝一点点，吃下去刺激咽喉，非常刺痛，好像封住了咽喉，几乎连话都说不出来。尝过之后，咽喉会刺痛许久，一两天后还会不舒服。煮水尝服汤，味辛，感觉气明显下降，没有刺激感；但是煮过的半夏仍然不能吃，一样会刺激咽喉。

半夏味非常辛，辣椒的辛只是表面，半夏的辛能够穿过皮肤进入肌肉里面，能够让咽喉马上肿起来。所以它能化痰散结。

半夏的辛是往下降的，顺着咽喉往下，可以治疗胃气不降。

半夏和南星，都是越陈越好。

燥湿化痰，降逆止呕，消痞散结。

半夏生用误服致中毒，可用生姜解毒。比如咽喉刺痛，嚼服生姜，但也不会马上就不痛。

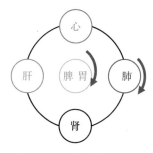

图4-10　半夏圆运动图

咽喉肿痛，半夏降胃气，下气。开破咽喉胸中结气，心下坚。治疗呕逆。

还可治疗痰涎阻遏清阳造成的头眩。

消痞散结，很多积聚的肿瘤，其实也是结节。用半夏、南星、禹白附，化结。

此外，半夏还能够降肺气，治疗咳逆；肺气能降敛，止汗。

虎掌　天南星

味苦，温，有大毒。治心痛，寒热，结气，积聚，伏梁，伤筋痿，拘缓，利水道。生山谷。

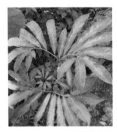

图4-11 天南星植物

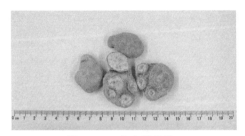

图4-12 生南星饮片

实践

天南星科植物天南星，叶如掌，块根如虎掌。块状肉质根茎扁圆形，大的像鸡蛋，周围生圆芽突起，很像虎爪。肉质穗状花序，有佛焰苞，结浆果种子数十至百多枚。采挖比较容易。

苦辛，温，有大毒。能够开涤风痰，散痰血结聚。性烈，开破而不守，专走经络，善治中风麻痹等证：寒热，结气，积聚，伏梁，伤筋痿，拘缓。

品种有轮叶南星、掌叶虎掌、掌叶半夏。掌叶南星高二三尺。轮叶南星可以长到三四尺高，茎粗壮，枝叶很茂盛。

半夏、南星，煮汤服，不易中毒，但是不要吃药渣，即使煮上10遍，吃药渣还是会中毒。生用内服会中毒，吃叶子也会中毒。

用南星和半夏可以治疗一些积聚的病证，辛平和苦温相互激荡，用来化痰，破结。

阴虚者慎用。

鸢　尾

味苦，平，有毒。治蛊毒，邪气，鬼疰，诸毒，破癥瘕积聚，去水，下三虫。生山谷。

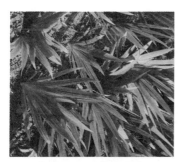

图4-13 鸢尾植物

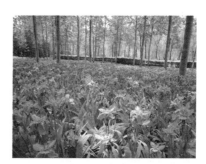

图4-14 鸢尾花

实践

鸢尾似射干，几难分辨，但它们花的颜色、形状不同。鸢尾花蓝色，形如鸢尾。射干花有茎，色黄六瓣，花瓣上有散在红色斑点。

用根入药。根似高良姜而节大。

味苦平，尝之，有辛味，刺咽喉，凉平能使气机下降。

消积破瘀，行水解毒，祛邪。

大 黄

味苦，寒，无毒。主下瘀血，血闭，寒热，破癥瘕积聚，留饮宿食，荡涤肠胃，推陈致新，通利水谷，调中化食，安和五脏。生山谷。

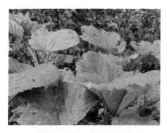

图4-15 大黄植物

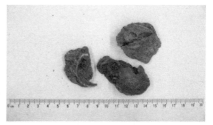

图4-16 大黄饮片

实践

蓼科植物大黄，产于湖北、云贵、四川、陕西、青海、西藏等地。品种较多，一般使用的是马蹄大黄，又称锦纹大黄，四川产，切片很像马蹄。

味苦大寒，味极厚，阴中之阴，沉降直走而不守。

色黄入脾胃，直降而下，能够夺土郁，荡涤肠胃，通利水谷，破癥瘕积聚，故曰将军。少用能调中化食，推陈致新，破除积聚。

味苦大寒，能够清降心火，清肾中邪热。

《伤寒论》中有三种承气汤，即大承气汤、小承气汤、调胃承气汤，起的就是荡涤肠胃、推陈致新的作用。

积聚，除了饮、食积聚，还有瘀血。

大黄还能破癥瘕积聚，主下瘀血，血闭。

举例，我在灵石跟师学习期间，有一个患儿，眼睛肿起来如核桃大，看不见路，都是瘀血黑的颜色，合肥、南京的大医院经活检都确诊为淋巴癌，其肚子很痛，不能碰，也不能吃东西，呕吐，无大便。经问诊得知，半个月前，患儿因为跑得太快而摔倒，左侧胁下摔在水泥疙瘩上，当时昏厥，苏醒后不能走路，2天后才可以行走，过了1周，眼肿，肚子很硬，肿起来，不能吃东西，也没有大便。去医院诊为淋巴癌。

给他吃了有大黄的药之后，眼睛慢慢消肿，拉出黑紫色的大便。1周后就好了。

大黄，治疗跌打损伤、祛瘀血效果是非常好的。

大黄多用会引起腹泻，这是其洁净府的作用。

胃是最大的降机，胃腑畅通，可以把体内所有的脏东西都排出去。

比如有人吃了不合适的食物，会拉肚子，自己拉几次就好了。这个拉肚子就是人体自身治病的方法，病气随之而去。这是人体祛邪外出的一种方法，称洁净府。

如果止泻，身体会很不舒服，要很长时间都搞不干净，小病误治成大病。

过用大黄，也会诛罚无过，伤人正气。

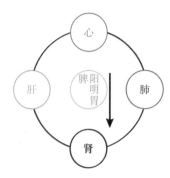

图4-17 大黄圆运动图

葶 苈

一名大室，一名大适。味辛，寒，无毒。治瘕癥积聚，结气，饮食寒热，破坚逐邪，通利水道。生平泽及田野。

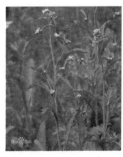

图4-18 葶苈子植物

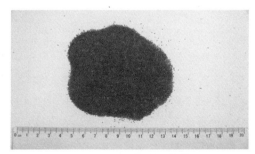

图4-19 葶苈子饮片

实践

葶苈有两种。一种是荠菜、播娘蒿的种子。荠菜结三角形的荚果，籽细小色黄，是苦葶苈。一种是黄花蒿大种子，甜葶苈，细线形的角果。葶苈初春生苗至四五月枯死。

葶苈子，非常小，色黄，口中嚼一下，辛辣的味道很强烈，辛气下行。气味辛寒，入肺，从上往下降。

辛寒降肺，能够通利水道，逐肺里的积聚、肺里的水，胸部的积水，包括胸部结气、胸部胀气、肺痈喘不得卧。

辛寒能够破除癥瘕积聚、结气、饮食寒热，破坚逐邪。

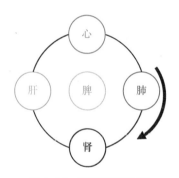

图4-20　葶苈圆运动图

草　蒿

一名青蒿，一名方溃。味苦，寒，无毒。治疗疥瘙痂痒，恶疮，杀虱，留热在骨节间，明目。生川泽。

苦寒能够清热解毒，除蒸，截疟；亦能祛湿热，杀虱虫，治疗热性之疮疡。

旋覆花

一名金沸草，一名盛椹。味咸，温，有小毒。治结气，胁下满，惊悸，除水，去五脏间寒热，补中，下气。生平泽山谷。

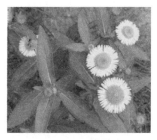

图4-21　旋覆花植物

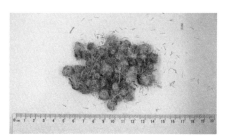

图4-22　旋覆花饮片

实践

菊科植物旋覆花，花入药。

味咸入心肺，可以从心到肺往下降。下气，就是让气往下行。

花是心火之象，咸味下降，把至高之气往下行。

其气温，能通。既能通，又能降。

开结下气，治结气，胁下满，行水消痰。

气上而不下，则胁下满。肺气不降，魄不能藏，故惊悸。

气不降的原因有很多，有一些是因长期焦虑紧张、努力过度，张而不弛，久而久之，宗气从上

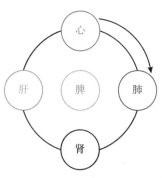

图4-23　旋覆花圆运动图

泄，而不能降敛归原。

气不往下降的症状，除了梅核气，还有经常干呕，比如一刷牙就想吐，或者闻到异味就想呕吐，其实都是因气下降的能力不强。

《伤寒论》旋覆代赭汤，就是用来降气。

因旋覆花有很多细细的毛，会刺激咽喉，所以需要包煎，不入散剂。

射 干

一名乌扇，一名乌蒲。味苦，平，有毒。治咳逆上气，喉痹，咽痛，不得消息，散结气，腹中邪逆，食饮大热。生川谷田野。

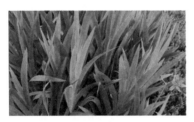
图4-24 射干植物

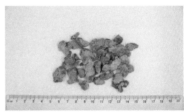
图4-25 射干饮片

实践

鸢尾科射干，叶丛生，如乌鸦之羽，如扇状，名乌扇。与鸢尾很像，同属一个科，只是开的花不一样（鸢尾蓝紫色花）。

射干开黄色花，六个花瓣，上面有红斑点。

根的外表与鸢尾很像，但是切开还是有区别，是黄色的，与知母有点像。

味苦辛平，泻肺胃之结邪，利咽喉肿痛，消痰破血。

《伤寒论》射干麻黄汤，咽喉如水鸡声，嗓子里面的痰咳不出来。

扁桃体肿大，睡觉打呼噜。

治疗咽喉部位的结节，声带息肉，长期的咽喉红肿，嗓子经常发炎。

实火可用，虚证慎用。

恒山（常山根）

一名玄草。味苦，寒，有毒。治伤寒寒热，发温疟，鬼毒，胸中痰结，吐逆，生川谷。

截疟，涌吐，痰涎。

蜀漆（常山茎叶）

味辛，平，有毒。治疟及咳逆，寒热，腹中癥坚，痞结，积聚，邪气，蛊毒，鬼疰。生川谷。

实践

叶似茶而狭长，相对茎圆有节，三月开红花，五月结实，青；苗高三四尺。根似荆，黄色。海州出者，叶似楸叶，花红白色，子蓝色，似山楝子而小。五月采叶，八月采根。

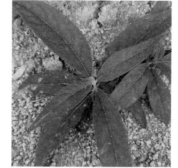

图4-26 蜀漆

涌吐，祛痰，吃下去，会呕吐，是非常严重的呕吐。

大黄是泻下药，蜀漆是涌吐药，可让体内很多在上的痰涎都吐出来。这是祛邪洁净府的两个途径，即涌吐和泻下。

温疟，发作的时候，发热多，寒少，可用常山治疗。

胸是指心、肺，清净之地，如果被痰涎阻滞，影响到心神，会导致一些精神方面的疾病，会谵言妄语，如癫狂、精神分裂、失心疯。常山可以涌吐之法把痰涎吐出来。

痰涎结聚在下行的道路，胃的降机受阻，所以吃东西进去会吐出来。

常山和蜀漆有大毒，慎用。

甘　遂

一名主田。味苦，寒，有毒。治大腹疝瘕，腹满，面目浮肿，留饮宿食，破癥坚积聚，利水谷道。生川谷。

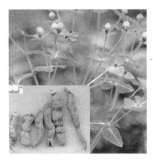

图4-27　甘遂植物

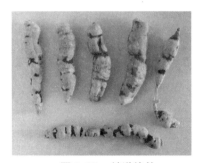

图4-28　甘遂饮片

实践

大戟科甘遂。苗似泽漆，叶有白汁，根入药，皮赤，肉白，形如连珠，大如手指。刮去皮。甘遂制成粉是白色的。尝之多粉性，味微酸、甘、微辛、略刺舌，刺舌辛味留长久，令口中生涎。

味苦甘寒，有毒。峻下逐水药，攻结决水。治热邪水结，留饮，癥坚，积聚。

《伤寒论》十枣汤、大陷胸汤用以逐水。

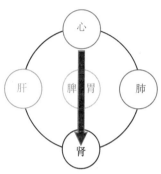

图4-29 甘遂圆运动图

甘遂是非常猛烈的泄水药，服后会剧烈腹泻好多次。

甘遂、大戟、芫花都是很猛烈的泻药，合在一起，每次服0.5~1克，就会泻得很厉害，经络、脏腑、腹部、肠胃里面的水，都能排出去。

饮食积聚、气血积聚，可以用峻下、攻逐，都属于峻猛的方法。

大 戟

一名邛巨。味苦，寒，有小毒。治蛊毒，十二水，腹满急痛，积聚，中风，皮肤疼痛。吐逆。

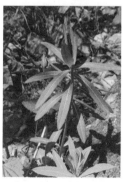

图4-30 大戟植物

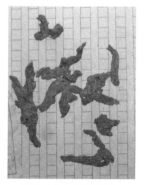

图4-31 大戟饮片

实践

大戟有两种，一种是大戟科大戟，一种是茜草科红芽大戟。根入药。常用紫大戟、红芽大戟。

二三月生芽红色，苗似百合，叶如柳，折之有白汁。三四月开黄紫花。根如苦参而细。晒干后，皮色紫褐，肉硬质，色棕赤如红糖色。制成粉，紫红色。

尝之初入口甘甜，渐微辛辣刺舌，令口中多涎。

大戟是古时武器，用以攻斗，形容其攻水猛利。

下十二水。攻下身体内外的水饮蓄积。

大戟可以治蛊毒。

大戟、甘遂经常配伍使用，用以泻水逐饮、攻毒消肿。

芫　花

一名去水。味辛，温，有小毒。治咳逆上气，喉鸣，喘，咽肿，短气，蛊毒，鬼疟，疝瘕，痈肿，杀虫鱼，生川谷。

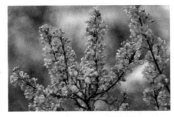

图4-32　芫花

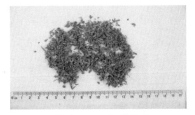

图4-33　芫花饮片

实践

瑞香科芫花。落叶灌木。苗似柳，春采花入药。花三至六朵簇生，棒状，蓝紫色，有密细白色绒毛。

尝之，味辛，微刺舌喉，留味长久，渐胸咽部觉辛辣刺感。

辛味属于阳，能升；味厚则降。能够通降，泻水逐饮。有小毒，能杀虫。

用花入药，味辛温。有煊通作用，在上焦，心肺，也能作用于肝、心。治咳逆上气、喉鸣、喘、咽肿、短气等肺宣降不利的症状。

芫花能杀虫，用于治疗蛊毒、鬼疟。

十枣汤，用甘遂、大戟、芫花三味药配合在一起，各等份，十个大枣煮水，送服半钱匕，十枣汤，是洁净脏腑的方法，峻下十二水邪。

因为寒带来了的胸部积水、肺积水、心包积液等，用芫花更合适。

病发展到了五脏六腑积水时，实际上很多病都到了无可救药的地步了。本身的气化功能如果恢复不了，即使把水逐下去，也会很快又长出来了。

大部分属于急则治标的方法。治本是恢复人体的气化功能。

峻猛之药很伤正气，不能久用。一定要辨证使用。

莞 花

味苦，寒，有毒。治伤寒，温疟，下十二水，破积聚大坚，癥瘕，荡涤肠胃中留癖，饮食，寒热邪气，利水道。生川谷。

实践

瑞香科莞花，落叶灌木。高三尺，苗似芫花，茎无刺，花细，黄色，四五月采花入药。

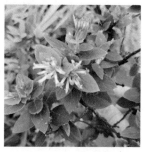
图4-34 莞花植物

芜花，苦寒。

功用和芜花相似，味苦寒，有毒。

治疗热性之蓄水、积聚。

使用如十枣汤等峻下逐水，利水的效果很好，但是把患者彻底治好的不多。因为水邪已经到心胸部位，心属于火，火都被水淹了，说明疾病已经到了很严重的地步了。如果患者的气化功能不能恢复，即使把水攻逐出去，也还会再蓄积，一停药马上就长出来。治愈率相当低。

因为患者病太重，必须准确辨证，一定要剂量能够达病，用峻下攻逐，可能仅一次机会。患者精力、体力消耗很大，不一定能再次使用，所以一定要胆大心细。

白　蔹

一名兔核，一名白草。味苦，平，无毒。治痈肿，疽疮，散结气，止痛，除热，目中赤，小儿惊痫，温疟，女子阴中肿痛。生川谷。

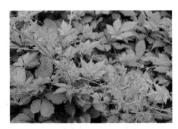
图4-35　白蔹植物

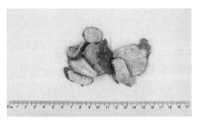
图4-36　白蔹饮片

实践

葡萄科植物，多年生攀援藤本，赤茎，叶如小桑叶，五月开花，七月结实，根入药，块状如鸡卵而长，皮黑肉白。

味苦平。苦入肾、心；凉平入肺。降肺金，固肾气。

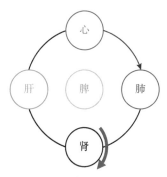

图4-37　白蔹圆运动图

凉平，这是一味凉性药，可以从心降到肺，再到肾，能通上达下，清热解毒。可以治疗热性疾病，如痈肿、疽疮、目中赤、小儿惊痫、温疟，女子阴中肿痛等。

白蔹用根，清肾中的邪热。

青葙子

一名草蒿，一名萋蒿。味苦，微寒，无毒。治邪气，皮肤中热，风瘙身痒，杀三虫。子名草决明，治唇口青。生平谷道旁。

实践

青葙，二月生青苗，茎方，叶似柳细软，顶生穗状花序，下白上粉红色，水红色，像鸡冠花。三月采茎叶入药，八月采

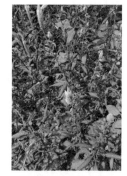

图4-38　青葙子植物

种子入药，如鸡冠花子，黑扁光亮。

味苦微寒，从心肺高处凉降、清热。治疗邪热气，皮肤中热，风瘙身痒，杀三虫。

子又名草决明，治唇口青。子治肝热降胆。

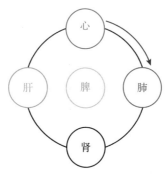

图4-39　青葙子圆运动图

白　及

一名甘根，一名连及草。味苦，平，无毒。治痈肿恶疮，败疽，伤阴，死肌，胃中邪气，贼风鬼击，痱缓不收。生川谷。

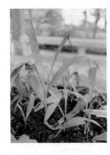

图4-40　白及植物

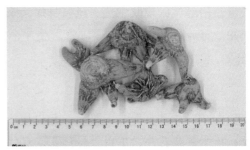

图4-41　白及饮片

实践

兰科白及，多年生草本植物，叶似小棕榈，四月开紫花，七月结实熟时黄黑色，至冬叶凋，采根入药，根块状肉质，肥厚，数个相连；根像蜗牛，又像菱角，有三个角，角端生芽。

根肉质非常黏腻，像胶一样，连及，可以粘连在一起。收敛，敛固的性质，所以能够止血。

晒干后，半透明，胶质状，很硬，很不容易打碎。制成粉，内服，治疗内出血。

味苦辛甘。能凉降清热，收敛止血，辛散结滞。

凉降清热，治痈肿恶疮，败疽。

补肺金，能补肺体之伤，比如肺痈、肺结核空洞；收敛止血，治疗溃疡、溃破的疾病，胃中的溃破也可以用白及治疗。

消肿生肌，根肉质，有少阴厥阴之象，多精汁补肾肝之阴，肉质补阳明，生长肌肉。

辛散逐风，治疗贼风鬼击，痹缓不收。

泽 漆

味苦，微寒，无毒。治皮肤热，大腹水气，四肢面目浮肿，丈夫阴气不足。生川泽。

实践

大戟科泽漆，又名五朵云，一茎五桠，于枝头开黄花，又名猫眼草。

青绿色，黄绿色，扯断茎叶会流白汁。

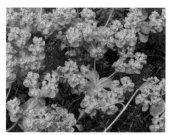

图4-42 泽漆植物

有毒，牛羊皆不食之。

甘遂、大戟用根，泽漆用全草入药。

行水，消肿，杀虫，解毒。

贯 众

一名贯节，一名贯渠，一名百头，一名虎卷，一名扁符。味苦，微寒，有毒。治腹中邪气，诸毒，杀三虫。生山谷。

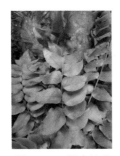

图4-43 贯众植物

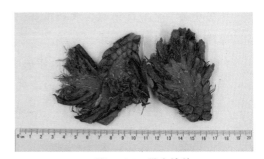

图4-44 贯众饮片

实践

贯众分为紫萁贯众、绵马贯众、狗脊贯众。

南方比较多。蕨类植物，根入药，形如爪，有黑须毛。味苦微寒，清湿热，杀虫。

解诸毒，杀三虫。清热解毒，杀虫。

历史上曾用贯众治疗瘟疫。

贯众能够解毒。案例：有小孩打疫苗后，发高热至42℃，数日不退。住院输液也不能退热。处方中加10克贯众。上午服药，下午就不发热了。

用贯众治疗了很多疫苗导致的高热。解诸毒的效果，屡试不爽，效果非常好。

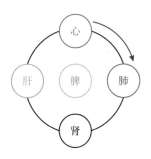

图4-45　贯众圆运动图

商　陆

味辛，平，有毒。治水胀，疝瘕，痹，熨除痈肿，杀鬼精物。生川谷。

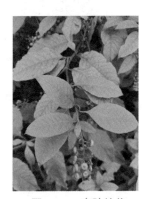

图4-46　商陆植物

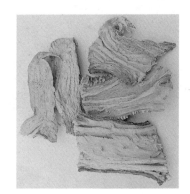

图4-47　商陆饮片

实践

商陆科商陆，又名红姑娘，田地里，很多，茎色红，开花结实穗状，如发辫，故名红姑娘。

一种开花往下垂，另一种开花上扬。

生命力很强，贫瘠的土地上，也可以长得很旺盛。不生虫子。根入药。

因为商陆特别壮，妨碍庄稼生长，所以经常被作为害草拔除。根入药，切片有明显的轮纹。

不宜入煎剂内服。外用贴肚脐，逐水，熨除痈肿。

萹 蓄

一名萹竹。味苦，平，无毒。治浸淫，疥瘙，疽痔，杀三虫。生山谷。

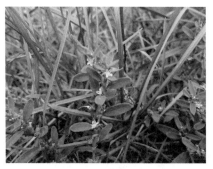
图4-48 萹蓄植物

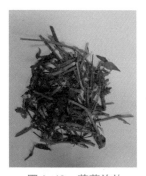
图4-49 萹蓄饮片

实践

蓼科萹蓄，多年生草本。茎平卧或斜向上生长，茎如同竹节一样，很短，细细的小叶如竹，故名扁竹。节的位置会开粉红色小花。地上茎叶入药。

味苦，凉平，利小便。治五淋白浊，涩闭关窍，治妇人肝气郁热，胃中湿热，白带。治浸淫，疥瘙，疽痔，杀三虫。

鲜草煮水喝，用以治疗乙肝。因为它杀三虫，苦平无毒。
外用，可以治疗浸淫疮、疥瘙。

狼 毒

一名续毒。味辛，平，有大毒。治咳逆上气，破积聚，饮
食寒热，水气，恶疮，鼠瘘，疽蚀，鬼精，蛊毒，杀飞鸟走兽。
生山谷。

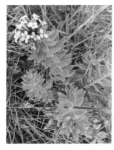

图4-50 狼毒植物

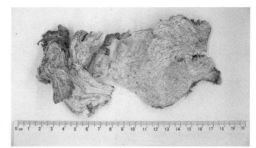

图4-51 狼毒

实践

瑞香科狼毒，多年生草本。高尺余，茎丛生，单叶互生，
较密，叶狭卵形至线形；头状花序顶生，四月开花红白。八月
结实，根皮黄，肉白。二月、八月采根入药，阴干。

有大毒，能够杀虫。治疗恶疮，鼠瘘，疽蚀，鬼精，蛊毒。

鬼精，指瘟病、传染病、乙肝、肺结核等。

蛊毒，即湿热化生的虫子。

鼠瘘，是有毒邪积聚。

味辛平，作用在肺胆胃，气机凉降。肺气降敛所以能治咳
逆上气。

《金匮要略》九痛丸中有应用。

用量要谨慎，入煎剂从0.5克开始使用。

先师讳李可先生治疗顽固性皮肤病，比如牛皮癣，也会用狼毒，有的甚至用到10克。用其以毒攻毒。有的人用0.5克有反应，有的人用5~10克亦无不适。临床中要谨慎使用。

狼毒属于驱邪药，逐水消痰，破积杀虫。

鬼　臼

一名爵犀，一名马目毒公，一名九臼。味辛，温，有毒。主杀蛊毒，鬼疰精物，辟恶气不详，逐邪，解百毒。生山谷。

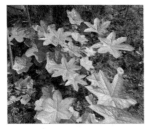
图4-52　鬼臼植物

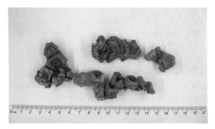
图4-53　鬼臼饮片

实践

小檗科八角莲，多年生草本。叶如蓖麻，生一茎，茎端一叶，年长一茎，茎枯则为一臼。宿根入药，根肉皮须似射干；黑褐色，形状是一个个的坑如臼。

臼，过去春米的工具。

味辛，温，有毒。驱邪药，杀虫、蛊毒、鬼疰、精物，辟恶气不祥，逐邪外出，解百毒。

白头翁

一名野丈人，一名胡王使者。味苦，温，有毒。治温疟，狂易，寒热，癥瘕积聚，瘿气，逐血，止痛，治金疮。生山谷及田野。

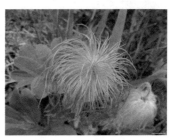

图4-54　白头翁植物

实践

毛茛科白头翁，多年生草本。全株密生白色绒毛，叶如芍药而大，似前胡，叶子上面有很多的黑斑。抽一茎，三月四月开花紫色，似木槿，结实如白头老翁，白丝披垂，形似白发，中间是种子，和蒲公英种子类似。

药用根，八月采。

味苦温，苦降温通，可升可降。温通能破癥瘕积聚，瘿气，逐血，止痛，治金疮。苦坚肾固藏，入大肠升，治下痢脓血。苦温，能平肝木疏泄，祛风。

《伤寒论》中白头翁汤治久下痢，下脓血。

女青（鸡矢藤）

一名雀瓢。味辛，平，有毒。治蛊毒，逐邪，恶气，杀鬼，温疟，辟不详。生山谷。

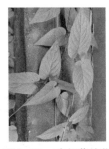 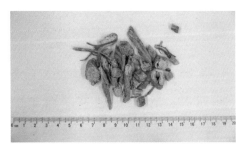

图4-55 鸡矢藤植物 图4-56 鸡矢藤饮片

实践

茜草科鸡矢藤，蔓生草本，有特异臭气。叶对生，藤入药。干的闻起来有鸡屎味。

辛平对治湿热，逐邪，可以治疗乙肝等湿热所生恶气，治蛊毒。

夏天湿热，中药比较易发霉，但它不容易发霉，其祛湿热之功可知。

连　翘

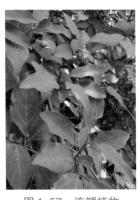

一名异翘，一名兰华，一名折根，一名轵，一名三廉。味苦，平，无毒。治寒热，鼠瘘，瘰疬，痈肿，恶疮，瘿瘤，结热，蛊毒。生山谷。

实践

前面介绍连轺（中品翘根），连轺有很多种，心脏形状的叶子，开的花不一样，但是结的果是一样的，只有

图4-57 连翘植物

大小之别。

连翘为疮疡科之圣药，经常与金银花一起用，清热解毒。

苦平，这是一个从心、肺往下降的药；清火邪，定在之热都可以用连翘。

定在之热，指热在固定不变的地方。比如咽喉肿痛、扁桃体化脓、口腔溃疡、牙痛、牙龈红肿化脓。

连翘有两种，一般用壳，上面有很多突起的小点点，这种叫老翘，里面的籽都掉完了。因为是个壳，所以一般用它清表皮的热，如肺热、在表的痛疮。

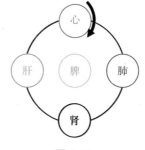

图4-58

还有一种带籽的连翘，或者就用连翘的籽，可降心火、清心热。

青翘，采于生长的季节，作用于偏肝的部位。

石下长卿

一名徐长卿。味咸，平，有毒。治鬼疰精物，邪恶气，杀百精老魅，注易，亡走，啼哭，悲伤恍惚。生池泽山谷。

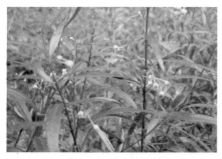

图4-59　徐长卿植物

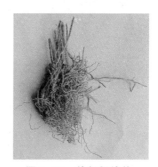

图4-60　徐长卿饮片

实践

今用多年生草本徐长卿，根非常发达，很像细辛。根偏白，比较粗，没细辛那么柔软。徐长卿用全草或根入药。

味辛温，有麻舌感，治鬼物、百精、蛊毒。古曾用其治疗瘟疫。

亦能治疗现代所说的传染病，比如肺结核等。

祛邪之药，祛风除湿，止痛止痒，利水消肿，活血解毒。

蚤　休

一名蚩休。味苦，微寒，有毒。治惊痫，摇头弄舌，热气在腹中，癫疾，痈疮，阴蚀，下三虫，去蛇毒。生山谷。

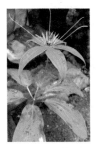
图4-61　蚤休植物

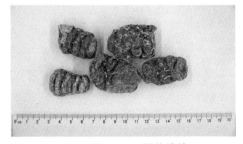
图4-62　蚤休饮片

实践

百合科植物七叶一枝花，又名重台、重楼、七叶轮生茎顶，5~6月顶端轮生的叶子中冒出一朵花，花黄紫，花的形状像极了它的叶子，可以分成两个部分，外轮花及内轮花，外轮花与叶子很像，约有六片，内轮花约有八片，似重楼层叠，花蕊披针形如垂下来的金线，故名重楼金线。地下的块状肉质根茎入药；

饮片外面是黄褐色的皮，里面是白色。

多年生宿根入药，肉质，皮黄肉白。

味苦寒，除湿热，下三虫，解百毒。

清热解毒，消肿止痛。

亦能解蛇毒。

夏枯草

一名夕句，一名乃东。味苦，辛，寒，无毒。治寒热，瘰疬，鼠瘘，头疮，破癥散瘿结气，脚肿，湿痹，轻身。生川谷。

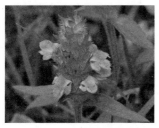
图4-63　夏枯草植物

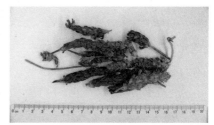
图4-64　夏枯草饮片

实践

唇形科植物夏枯草，冬至后生苗，叶对节生，茎微方，三、四月茎端作穗开花，淡紫色，结籽于穗中。全株生细白毛。夏至之后就枯萎了，所以叫夏枯草。穗或全草入药。味苦辛寒。

味辛可以散结，味苦寒可以清湿热、降肺金。

辛散结治瘰疬，鼠瘘。穗在上端，能治头颈病、头疮。

瘿结气，是颈部长的结节。扁桃体肿大，甲状腺炎、结节，也可以用夏枯草。

辛寒、辛凉，祛湿热，治脚肿、湿痹。

祛邪之药，清火明目，散结消肿，清利湿热。

败酱草

一名鹿肠。味苦，平，无毒。治暴热，火疮，赤气，疥瘙，疽痔，马鞍热气。生川谷。

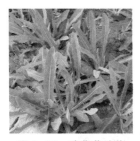

图4-65 败酱草植物

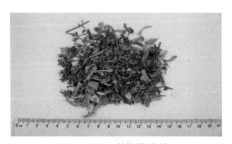

图4-66 败酱草饮片

实践

苦平，凉平，清热解毒。

治暴热，火疮，赤气，红肿。

疥瘙，疥虫，指湿热引所生的虫。

疽，指阴性的疮。

痔，即痔疮。

《金匮要略》薏苡附子败酱散，治疗肠痈（西医称阑尾炎、胰腺炎）。

白 薇

味苦，平，无毒。治暴中风，身热，肢满，忽忽不知人，狂惑，邪气，寒热，酸疼，温疟洒洒，发作有时。生平原川谷。

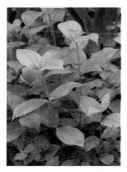
图4-67　白薇植物

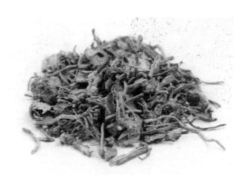
图4-68　白薇饮片

实践

萝摩科植物白薇，多年生草本。茎高二三尺，叶卵圆长形，两面有细绒毛，花紫色；根，须状，有香气，八月采根，入药。

苦平，苦味入心肾，凉平降肺金。治身热，前贤认为能清虚热。治妇人病，伤中淋露。

前贤用它来治虚热，比如骨蒸劳热、盗汗、午后发热、身体乏力等。

降敛肺金，清降相火，清热凉血，利水通淋，解毒。

巴　豆

一名巴菽。味辛，温，有大毒。治伤寒，温疟，寒热，破癥瘕结聚，坚积，留饮，痰癖，大腹水胀，荡涤五脏六腑，开通闭塞，利水谷道，去恶肉，除鬼毒、蛊疰、邪物，杀虫鱼。生川谷。

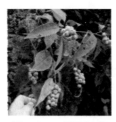

图4-69　巴豆植物

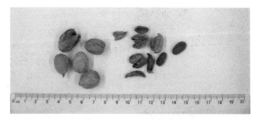

图4-70　巴豆饮片

实践

大戟科植物巴豆，多年生常绿乔木。生巴蜀，巴豆树高一二丈，叶如樱桃而厚大，十二月叶渐凋，二月复生。四月开花成穗，微黄色，五、六月结实，八月熟而黄白，似白豆蔻，有三个瓣房，每个里面都有籽，像蓖麻籽，外面有硬壳，里面籽也有硬壳，果仁白白的，油性大。

巴豆毒性大，主要是油的毒性大。内服要去油，称巴豆霜。

味辛大热，性烈，有大毒。有斩关夺门，荡涤肠胃，急下之用。

破癥瘕结聚：如妇科子宫肌瘤、肠胃结滞所生肿瘤等。

坚积，留饮：肠胃里面的积聚饮食，宛，陈。

痰癖：破痰结痰核。

大腹水胀：腹水，石水，正水。

荡涤五脏六腑：五脏六腑里面积聚的东西都可以推出去、洗出去。脂肪肝也属于痰湿，包括血脂高、胆固醇高，这些都是痰湿积聚。

去恶肉：肠胃系统腐烂的组织、疮疽溃烂等恶肉。

除鬼毒、蛊疰、邪物：传染病之类，小虫。

杀虫鱼：大的虫。

新鲜的巴豆是白色，放两年变浅黄色，再放就变黑了。不失效，放很多年，吃了还是会拉肚子。

味道闻起来有点恶心，是油制品放久了的那种味道。

《金匮要略》九痛丸，治九种心痛，兼治卒中恶，腹胀痛，口不能言；又治连年积冷，流注心胸痛，并冷冲上气，落马坠车血疾等。

《伤寒论》三物小白散：巴豆、贝母、桔梗。治寒实结胸。

《金匮要略》三物备急丸：巴豆、大黄、干姜。治寒滞食积阻结于肠胃，卒然心腹胀痛，甚至面青气喘、大便秘结。

巴豆属于峻下逐水药，药性非常峻猛，服小豆大一点儿，即能引起剧烈腹泻，达七八次之多，泄水如喷涌。无寒积实证，不可用。伤阴，身体虚弱者慎用。

蜀　椒

味辛，温，有毒。治邪气，咳逆，温中，逐骨节，皮肤死肌，寒湿痹痛，下气。久服之头不白，轻身增年。生川谷。

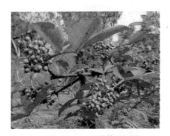
图4-71　蜀椒植物

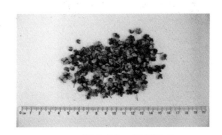
图4-72　蜀椒饮片

实践

椒与花椒有区别，花椒个头比较大，蜀椒个头小一些，蜀椒辛窜更强，更麻，香气没有花椒香。

药用蜀椒，一般青绿色的，籽也有黑色的。

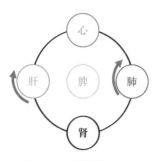

图4-73　蜀椒圆运动图

籽，椒目，可以补水，利水，通利水道。

《伤寒论》中乌梅丸用到了蜀椒。

麻的感觉，不像白芥子往上走，而是往下行，下气，治咳逆。

驱逐皮肤寒湿痹阻，还能驱逐死肌。

辛温能够通经络，能够祛风湿痹阻。

皂荚

味辛咸，温，有小毒。治风痹，死肌，邪气，风头泪出，利九窍，杀精物。生川谷。

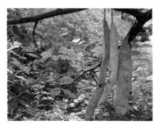

图4-74　皂荚植物

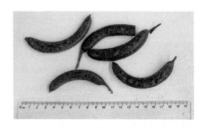

图4-75　皂荚饮片

实践

豆科植物皂荚树，落叶乔木。荚果入药。

猪牙皂，细细的、弯弯的，小指粗。大的皂角，用来洗衣服，不入药。

　　味辛咸温。利九窍，皮刮开，闻一下细末，会不停地打喷嚏，辛温，通窍的作用很强。

　　杀精物，能够化痰。过去遇到中邪的病，就用皂角治疗。皂角磨成粉，用苇秆沾一点，吹到鼻孔里，会鼻涕眼泪，喷嚏连连，很快就能恢复神智。可豁痰开窍，开心窍，醒脑；治疗邪气干扰神明。

　　风头，用皂角洗头，能够治疗风痹、脱发。头皮发痒等。

　　《金匮要略》皂荚丸，主治痰浊壅肺，咳逆上气，时时吐浊痰，但坐不得卧。

　　《伤寒论》治鼻塞方：蒲灰、细辛、皂荚、麻黄，四味等份为末，调和，纳鼻中小许，嚏则愈。治头痛。

　　使用皂荚时，把黑皮刮掉，炙烤一下，然后用来打粉。

　　皂角可用于暴病气实之证，如卒中。

　　孕妇忌服。

楝实　川楝子

　　味苦，寒，有小毒。治温疾，伤寒，大热，烦狂，杀三虫，疗疡，利小便水道。生山谷。

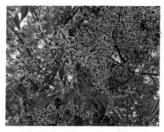

图4-76　楝树

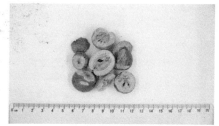

图4-77　川楝子饮片

实践

楝树的种子，又称金铃子。楝树开粉紫色花，很清香。实如葡萄大小，生青熟黄，核大坚硬有棱。

有毒，可以杀虫。楝树的根和皮都是可以杀虫的。有毒，不能多用。

味苦寒性降，能清利湿热。治温疾，伤寒，大热，烦狂，杀三虫，疥疡，利小便水道。

能够清心火，降火逆，治疗心火郁痛，胸胁、脘腹胀痛。

脾胃虚寒者忌用。

桃核仁

味苦，平。主瘀血，血闭瘕邪，杀小虫。

桃花：杀注恶鬼，令人好颜色。

桃枭：微温。主杀百鬼精物。

桃毛：主下血瘕寒热，积寒无子。

桃蠹：杀鬼邪恶不祥，生川谷。

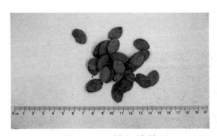

图4-78　桃仁饮片

实践

如果将人身比作桃子，最外层的桃毛、桃皮可对应人体表面的皮肤、毛发，属于太阳，能够起到卫外的作用；桃肉对应阳明，此处气味俱厚，食之味道鲜美，属于阳明，在人身中阳明多气多血可充养肌肤，润泽四肢百骸，长养五脏六腑；再者是桃核与桃肉结合处的丝络与孔洞，属于少阳，相当于人体的表里结合之处；往里为桃核，拥有坚硬的保护层，属于太阴，可从树根部吸收营养，并将至敷布于桃子的其他部位；桃核中的桃仁，是桃子中最核心的部位，属于少阴，它作为种子生有双瓣，且富含油脂，其中储存果实所吸收的天地之精华，可用来补充人体脏腑之经气；依附桃仁的胚芽属于厥阴，相当于生命萌动的初始阶段。桃仁与胚芽不可分割，任取其一种子都无法发芽。桃核类似动物的子宫，其仁相当于胞衣，胚芽为胚胎（世间的万事万物都可进行取象比类）。所有的种子在人体中都可入于少阴，其中所含的精华能够补益人体之精气。凡是拥有萌发能力种子的蔬果五谷于人最有营养，现在很多水果没有种子，食之于人体没有益处，反而会让精气无法生发。

"仁"字为象形字，最初的意思便是指果仁，左边的单人旁可看作胚芽，右边为仁的两瓣（最初两横一样长）；其引申义则为视人如己的同理心与慈悲心。儒家强调"仁义礼智信"，其中"仁"为核心，没有仁心之人鲜有后代。人在肉身中孕育的是一颗仁义之心，这也是人类繁衍千秋万代、子孙繁荣的最重要的基础。

山桃仁形圆且没有尖端，可串成念珠使用，其果实同枣一般大小，桃肉不多但核大。扁桃仁尝之味苦，带有辛香之气，味道类似杏仁。

桃仁味苦性平，能够破血，治疗瘀血血闭，同时也可以杀小虫。桃仁发芽时的冲破爆发能力很强，且能够入少阴，所以它主要用其来通破五脏郁结的瘀血。桃仁作为可萌发的生命，拥有正气，用它来治病没有副作用。《伤寒论》中有一治疗肝脏结的方子，其中就用到了桃仁。五脏中肝脏藏血，桃仁就可治疗肝脏中的瘀血肿瘤、癥瘕积聚。肝如果有瘀血，也可能会长肿瘤，如果血闭会产生血瘕，就是瘀血，成型就叫瘕，如果长得比较严重就可能称瘤，癥瘕积聚，桃仁能破。

桃仁能补少阴的精气，种子胚芽，兼有少阴厥阴，是入肝最佳的药，能够破肝脏的瘀血，桃仁属于少阴，所以能够补益少阴精气；因肝木枯萎，萌发之力不够导致的肝气郁结，用桃仁就可以对治此种肝中邪气。肝中所长之虫包括乙肝、包虫、血吸虫等，桃仁皆可以杀之。

桃全身皆是宝。桃花开于阳春三月，能够辟邪，杀痊虫恶鬼，即肺结核之类，同时也能美容，令人容颜貌美如花——可直接食用，也可以做成桃花露、桃花茶或桃花饼。桃枭是未成熟的干瘪小桃，它可以杀鬼精百物，用来辟邪，包括瘟疫。桃毛属于太阳，有卫外开破的作用，所以能下血瘕、破积聚，同时有固表保卫之性，治疗寒热感冒。对于因为有瘀血而造成的不受孕，用桃毛也能治疗。桃蠹是桃树上所长之蛀虫，长虫的桃树树干会向外出沫且流水，此虫能够杀鬼，辟邪恶不详。

桃树自古以来被用作辟邪，过去道家做法时会用桃木剑或桃木印画符，现在也有人家用桃符镇宅辟邪，但如今已演化成对联。被虫蛀过的桃树会流水，时久凝成桃胶，煮汤服用可补益身体。

杏核仁

味甘，温，有毒。治咳逆上气，肠中雷鸣，喉痹下气，产乳，金疮，寒心，奔豚。生川谷。

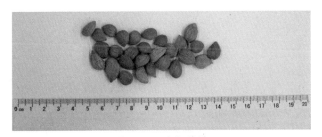

图4-79 杏仁饮片

实践

杏，二月开花，淡红，清香，五月果熟。味酸甜可口。五果之一，属火。杏核仁，味苦，辛，有毒。另一种甜杏仁，不苦，无毒。

杏仁色黄，皮有毒，多去皮使用。味辛散宣降肺气，治咳逆上气，喉痹下气。

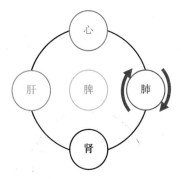

图4-80 杏仁圆运动图

杏仁多脂润燥，能够润肺止咳，亦可治疗大便燥结。

《伤寒论》麻黄汤中用到杏仁。

桃仁和杏仁、郁李仁，形状很像。

大豆黄卷

味甘，平，无毒。治湿痹，筋挛，膝痛。

生大豆，平，涂痈肿，煮汁饮，杀鬼毒，止痛。

赤小豆，平，主下水，排痈肿脓血，生平泽。

实践

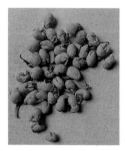

图4-81　大豆黄卷

黄豆豆芽，浸令毛出。

种子刚刚发芽，少阴之精气转化为厥阴之象，芽往下长，象形"甲"，长了弯曲像"乙"，大豆黄卷，厥阴萌发、生发之象，肝木向上升发，能够补肝肾。

《金匮要略》薯蓣丸中用大豆黄卷。大豆与肾水对应，属水，大豆发芽为水生木之象，治疗肾水不濡养肝木，为补肝之药。

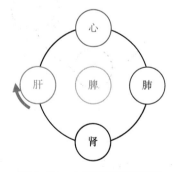

图4-82　大豆黄卷圆运动图

麦芽、谷芽，往上升发肝气，肝气生发，脾气也升而健运。

赤小豆，排痈肿脓血，肝主疏泄，发芽后，让肝气荣养。

豆类，不发芽，就是补肾水的。

案例：有一不到1岁的小孩，发热，起红色的大风团；就用1斤黄豆煮水，煮2个小时，让她喝浓浓的黄色的甜汁，当晚服后，发热退了，风团也好了。原理就是补肾水，肾水足了能够涵养住阳气。和乌梅配合起来使用，效果更好。乌梅平肝疏泄，大豆煮出的浓汁，能够快速补肾水。

小孩子长痘或出疹子，不能清热，也不能发散。最好的方法，是固肾气，补肾，让他自己好。扁鹊四豆饮，就可以治小孩长痘或出疹子。也可以用黄豆、黑豆煮水，煮1~2小时，给小孩喝这个浓汁。

凝水石

一名白水石。味辛，寒，无毒。治身热，腹中积聚，邪气，皮中如火烧，烦满，水饮之，久服不饥。生山谷。

实践

产卤碱地，名盐精石。色清明如云母，可片片分析。与水同色。

辛寒，清热。伏丹毒。

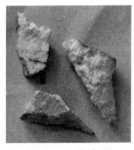

图4-83　凝水石

铁　落

味辛，平，无毒。治风热，恶疮，疡疽疮痂，疥气在皮肤中。

铁：主坚肌，耐痛，生平泽。

铁精：平，主明目，化铜。

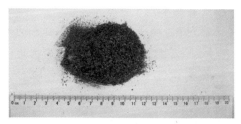

图4-84　生铁落饮片

实践

锻打时掉落的铁屑。

这里的辛，是金属味，重降的肃杀之气。能重镇安神，抽搐动风时可以用，与龙骨、牡蛎相仿，但是龙骨、牡蛎是往里面收的，铁落是重镇，用金气来制约木气。发热到抽搐的时候，纯风证引起的，可以用铁落。

肃降之气，可以治疗风热，杀虫。

铅　丹

味辛，微寒。治吐逆，胃反，惊痫，癫疾，除热下气，炼化还成九光，久服通神明。生平泽。

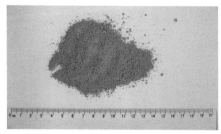

图4-85　黄丹饮片

实践

铅丹，又名黄丹，颜色很漂亮，染色性特别强，炒热，会变成紫红色。

质量非常重，重镇安神，治吐逆。

治疗癫痫，精神分裂，狂言妄语。

柴胡加龙牡汤中用重镇安神的铅丹。可以治精神分裂症。

能治疗溃疡，外用，炼成黑膏药，油光发亮，特别有黏性，可以黏到皮肤上。外用止痒，收敛生肌。

代 赭

一名须丸。味苦，寒，无毒。治鬼疰贼风，蛊毒，杀精物、恶鬼，腹中毒，邪气，女子赤沃漏下。生山谷。

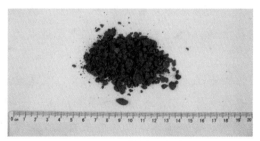

图4-86 代赭石饮片

实践

赤铁矿的矿石，产代郡，赭色土石。矿石上有小突起，或是小坑，像图钉的顶端一样，习称"钉头"。

可以作为颜料使用。暗红色，颜色属于火土，又为金石之药，质量非常重，重坠潜镇。故为降敛伏火之药。

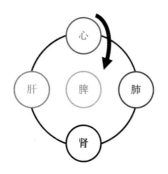

图4-87 代赭石圆运动图

能够降胃气，凉降阳明，呕逆。

降肺胃胆之气。治疗呃逆、腹胀、气逆等不降之病。

降相火，敛伏火气。治疗上火症状，如耳、目、口、齿红肿等。

赤属于火，入于心，心主血脉。有些出血的症状，可以看成是血液沸溢，代赭石苦寒可以治疗。衄血，很多是因气机不降造成血液往上涌，代赭石可以治气机上逆造成的出血，让心火下降。

腹中毒，肠胃里面，纳入不干净饮食，变质食物成毒。代赭石使其快速往下行而出。代赭石形状如红土，土能够纳万物；万物皆归于阳明，皆归于土。土厚德载物，土能解毒。所以代赭石、赤石脂都能解食物中毒。

蛊毒，即湿热化生的虫、鬼疰、传染病。

赤色，藏在土里面，这还是土能伏火之象。

旋覆代赭汤，治气机上逆。可以治流鼻血，头胀痛，血压高，胃气上逆。

漏下，前面说是气升不上去致漏下。如果气都升到上面，造成下元空虚，肝肾虚，而漏下。

快速治漏下，用代赭石是不行的，甚至有的漏下，不可以用代赭石。

石 灰

一名恶灰。味辛，温。治疽疡，疥瘙，热气，恶疮，癞疾，死肌，堕眉，杀痔虫，去黑子，息肉。生川谷。

实践

石灰岩经高温烧锻而成。

遇水，吸水马上生热，变成石灰粉。

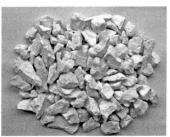

图4-88 石灰

药用陈年的石灰。陈年石灰，治刀伤止血。

息肉、疣之类，用生石灰调成糊状敷上去，一天就被蚀掉了。辛热，有腐蚀的特性。

石灰可以杀疥虫。

生石灰放水里，澄清，水有腐蚀性，上面一层油沫为石灰油，是治烧伤很好的药，也治疽疡、疮。

冬灰 草木灰

一名藜灰。味辛，微温。治黑子，去疣，息肉，疽蚀，疥瘙。生川泽。

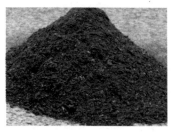
图4-89 草木灰

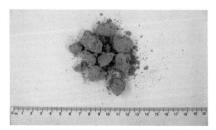
图4-90 伏龙肝饮片

实践

冬灰,冬月灶中所烧薪柴之灰。

入药的藜灰。藜,燃烧后的灰,很轻。

杀虫,疗癥,疽蚀。藜灰浸水洗,治疗皮肤疥疮。

皮肤溃疡性疾病,包括肠胃溃疡性疾病,灰水都可以治。

灰是木所化,木生火之后剩下的渣(土),这个是无情生,没有办法再生了,这个土有火的特性,取象是土中有火,土能伏火,所以灰能止血。所以很多止血药,都炒成炭、灰。

与这个比较接近的是百草霜,农村柴火锅底下的那层黑灰碳就是百草霜,是止血良药,还可以做墨。

灶膛里面的土,泥巴,烧的时间长了,颜色也变红了,这个土就是灶心土,即伏龙肝,火怎么都在灶膛里面,烧不到外面去,所以是伏龙——火龙,土能伏火的象,能够治胃溃疡,治烧心。

《金匮要略》黄土汤就用的灶心土,治疗消化道出血、便血、痔疮出血。

鼹鼠

微温。主堕胎,令易产。生平谷。

五灵脂

活血散瘀，止痛止血。

实践

鼯鼠粪便，鼯鼠有"千里觅食一处便"的习性，即有固定排泄粪便的地方。以坚果、水果、植物嫩芽、昆虫和小型鸟类为食。

鼯鼠的入药部分是其粪和尿，中药称为五灵脂。干燥零散的鼯鼠粪粒称为五灵脂米或散灵脂。粪粒和尿黏结在一起的粪块称为灵脂块或糖灵脂。灵脂块药效较好，质量好。

鼯鼠肉不能吃，吃了会令人堕胎，鼯鼠喜从上往下跳，取象如此则言其可令人堕胎。

虾蟆（蟾酥）

味辛，寒。主治邪气，破癥坚血，痈肿阴疮。服之不患热病。生池泽。

实践

金色的，称金蟾蜍。它平时藏在土穴里。预报天气非常准，什么时候听见它的叫声，说明就要下雨了。

中华蟾蜍，皮上有许多疙瘩——腺体里面会分泌毒液。

毒液，气味很大，很难闻。提炼

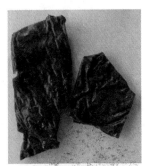

图4-91 蟾酥

出来，就是蟾酥，有大毒，不可直接内服。

解毒消肿，开窍止痛。

鳖　甲

味咸，平，无毒。治心腹癥瘕坚积，寒热，去痞，息肉，阴蚀，痔，恶肉。生池泽。

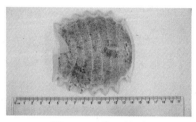

图4-92　鳖甲饮片

实践

中华鳖，属于介虫。

咸凉平，清血分之热，破血，能够破癥瘕坚积。能够滋阴，除劳热、骨蒸。咸，入肺；介虫硬壳，一般都入肺。

滋阴潜阳，软坚散结，退热除蒸。

蚱　蝉

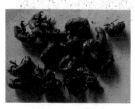

图4-93　蚱蝉

味咸，寒，无毒。治小儿惊痫，夜啼，癫病，寒热。生杨柳上。

实践

又称知了，雄蝉会鸣叫。吸风饮

露，食树之汁，溺而不粪，三十日而死。骆宾王《咏蝉》曰："候时而来，顺阴阳之数；应节为变，审藏用之机。"

蝉蜕入药。咸寒，降肺，清表热，治皮肤疮疡。

白天鸣叫，夜里不叫，能治小儿夜啼。

蝉蜕，可清热息风，定惊。

露蜂房

一名蜂肠。味苦，平。主惊痫，寒热邪气，癫疾，鬼精蛊毒，肠痔。火熬之，良。生山谷。

实践

马蜂窝，用树上悬得风露者，蜂房一个挨着一个，正六边形，一层层，非常密集，大者如翁，小者如桶。

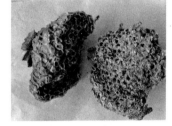

图4-94　露蜂房

马蜂，吃各种虫子、果子。尾针很长，飞的速度很快。大马蜂，毒性强。

马蜂属羽虫，属火属阳，以毒攻毒之用。治疗疮疽，癫疾，鬼精蛊毒，肠痔。

蜂房是其巢穴，蜂房清虚在上，久经风露，能收阳入阴，阴平阳秘，故能治惊痫、瘕疭、惊痫等风证。

攻毒，杀虫，祛风，止痛。

蛇蜕

一名龙子衣，一名蛇符，一名龙子单衣，一名弓皮。味咸平无毒，治小儿百二十种惊痫，瘛疭，癫疾，寒热，肠痔，虫毒，蛇痫。生川谷及田野。

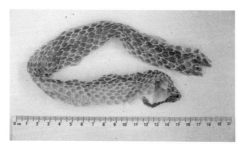

图4-95　蛇蜕

实践

"蛇蜕皮，龙脱骨"，蛇脱很多次皮；蛇蜕束缚其身，蜕之长大。着不净亦蜕其皮。先从头部嘴巴的皮磨破，从口脱出。

味咸平，凉降治风。蛇属风，束缚之者，金之性。蜕皮甚透明轻薄，入肺。蛇蜕能祛风，惊痫、瘛疭、癫疾，都是属于风。

蜕皮，能清皮肤的热。

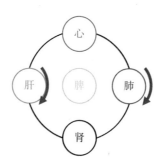

图4-96　蛇蜕圆运动图

白颈蚯蚓

味咸，寒，无毒。治蛇瘕，去三虫，伏尸，鬼疰，蛊毒，杀长虫，仍自化作水。生平土。

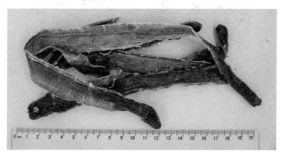

图4-97　蚯蚓

实践

蚯蚓生土中，有臭味。食粪土，穴居泉壤，应候常鸣，夏秋夜鸣。又名地龙。

虫，指湿土生的虫。

味咸寒，能清热，下行能利水。

能通经络，清热定惊，利尿。

蛴螬

一名蟦蛴。味咸，微温，有毒。治恶血，血瘀，痹气，破折血在胁下坚满痛，月闭，目中淫肤，青翳，白膜。生平泽及人家积粪草中。

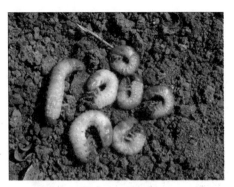

图4-98 蛴螬

实践

金龟子的幼虫。生于湿热腐草之中，以背滚行，吃植物的根及腐草。

破血消癥，祛瘀通经。

斑 蝥

一名龙尾。味辛，寒，有毒。治寒热，鬼疰，蛊毒，鼠瘘，恶疮，疽蚀，死肌，破石癃。生川谷。

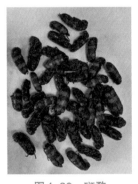

图4-99 斑蝥

实践

一虫五变，二三月，在芫花上，名芫青；四五月，在王不留行上，名王不留行虫，六七月在葛花上，名葛上亭长；八九月，在豆花上，名斑蝥，九十月复还地蛰，名地胆。

毒性非常大，味辛寒。以毒攻毒之用。

以毒攻毒，破血消癥，攻毒蚀疮。

蝼 蛄

一名蟪蛄，一名天蝼，一名蟹。
味咸，寒，无毒。治产难，出肉中
刺，溃痈脓，下哽噎，解毒，除恶
疮。生平泽。

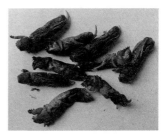

图4-100 蝼蛄

实践

土中穴居，立夏后晚上出。趋
光，能飞，但飞不远。

善于打洞，能够疏土，治肉中刺，溃痈脓。

虫蚁搜剔，能通结滞，利水，通便。

蜈 蚣

味辛，温，有毒。治鬼疰，蛊毒，啖诸蛇虫鱼毒，杀鬼物
老精，温疟，去三虫。生山谷。

息风止痉，解毒散结，通络止痛。

赤头、赤足者良。

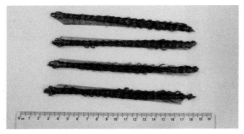

图4-101 蜈蚣

实践

蜈蚣，湿热所生，生于腐烂草木。

辛温有毒。能够治风祛湿，可以治风湿、关节痛。

多节多足虫类，二十一节，所有的爪子都能释放毒液，毒蛇也怕它。作以毒攻毒之用。

蜈蚣和蝎子，能够息风止痉，生活环境湿热，所以能够治风湿。

解蛇毒，鱼毒。

息风止痉，解毒散结，通络止痛。

水　蛭

一名至掌。味咸平有毒，主逐恶血，瘀血，月闭，破血瘕，积聚，无子，利水道。生池泽。

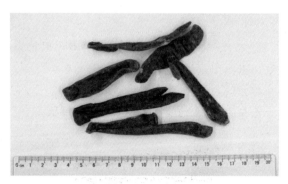

图4-102　水蛭

实践

生池泽，稻田里面很多。

水蛭色黑；吸血蚂蟥，啮人吸血。黑色细小者嗜血，入药。

味咸，腥气非常重。能够治疗瘀血疾病，如瘀血造成的闭经。

《伤寒论》中抵当汤，治瘀血在膀胱。膀胱肿瘤瘀血、小便带血，也可以用水蛭。还可以利水道，破血，逐瘀，通经。

蜚虻 虻虫

味苦，微寒，有毒。主逐瘀血，破下血积，坚痞，癥瘕，寒热，通利血脉及九窍。生山谷。

实践

羽虫，吸食牛马血，养牛的地方很多，牛皮那么厚，都能被其叮出血。

治血结之症，逐瘀血，破血积。

水蛭和牛虻，一个是水里

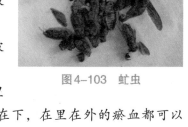

图4-103 虻虫

面的，一个是空中飞的，在上在下，在里在外的瘀血都可以逐除。

《伤寒论》抵当汤、抵当丸中用虻虫祛瘀血。

䗪 虫

一名地鳖。味咸，寒，有毒。治心腹寒热，洒洒，血积癥瘕，破坚，下血闭。生川泽及沙中，人家墙壁下土中湿处。

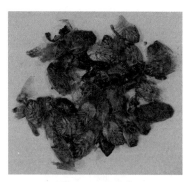

图4-104　䗪虫

实践

又名土鳖。雄性的会飞，体小。雌性的不会飞，入药。

生土中，食土壤里面的腐草烂叶。

破血逐瘀，续筋接骨。治跌打损伤，癥瘕积聚。